微信扫码获取配套视频资源

U0120928

教学视频:

专家悉心讲解刮痧操作手法,帮你快速掌握手法要领。

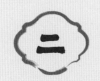

微信群:

为读者打造线上共同学习中医传统疗法的微信社群,与全国读者分享心得体会、交流学习经验。

如何领取线上学习资源?
无需下载,免去注册,省时提效

1. 微信点击"扫一扫";
2. 扫描左侧二维码;
3. 关注"青岛出版社微服务"公众号。

如何加入微信群?

1. 微信点击"扫一扫";
2. 扫描左侧二维码;
3. 根据提示加入微信群;
4. 回复关键字,获取更多增值服务。

零基础学 刮痧

成向东 ◎ 主编

青岛出版社
QINGDAO PUBLISHING HOUSE

图书在版编目（CIP）数据

零基础学刮痧 / 成向东主编 . — 青岛：青岛出版社 , 2019.9

ISBN 978-7-5552-8343-0

Ⅰ . ①零… Ⅱ . ①成… Ⅲ . ①刮搓疗法 Ⅳ . ① R244.4

中国版本图书馆 CIP 数据核字（2019）第 118550 号

《零基础学刮痧》编委会

主　　编：成向东

副主编：薛　玲　石艳芳　张　伟

编　委：石　沛　赵永利　姚　莹　王艳清　杨　丹　李　迪

　　　　余　梅　熊　珊

书　　名	零基础学刮痧 LING JICHU XUE GUASHA
主　　编	成向东
出版发行	青岛出版社
社　　址	青岛市海尔路 182 号（266061）
本社网址	http://www.qdpub.com
邮购电话	13335059110　0532- 68068026
策划编辑	刘晓艳
责任编辑	王秀辉
封面设计	曹雨晨
印　　刷	青岛北琪精密制造有限公司
出版日期	2019 年 9 月第 1 版　2019 年 9 月第 1 次印刷
开　　本	16 开（710mm×1010mm）
印　　张	13
字　　数	150 千
图　　数	200
书　　号	ISBN 978-7-5552-8343-0
定　　价	45.00 元

编校印装质量、盗版监督服务电话　4006532017　0532-68068638

建议陈列类别：中医保健类

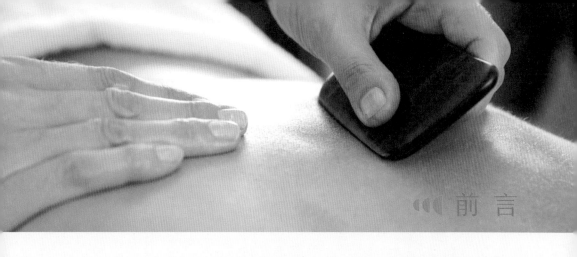

刮痧疗法，源远流长，是我国两千多年来民间防病治病的经验总结。刮痧疗法具有平衡阴阳、扶正祛邪、通调经脉、疏筋活络等作用，不仅广泛应用于临床各科疾病的防治，还适用于广大健康人群的身体保健。刮痧疗法简便易学、疗效明显，是一种绿色自然疗法，已经获得人们的认可与赞同。

刮痧疗法用于治疗疾病，其适应证非常广泛，对内科、外科、妇科、男科、五官科、皮肤科，以及儿科的各种病症都有显著疗效，对自我诊治和慢性病的康复都有益处。

为了让广大读者了解刮痧治病的原理，并将其广泛应用到生活中，以达到健身祛病的目的，我们编写了《零基础学刮痧》一书。全书分为八章，为您详细介绍刮痧治病健身的奥秘。

第一章，介绍刮痧疗法的基础知识，旨在让读者熟悉刮痧常用穴位、刮痧方法、刮痧宜忌等常识。第二章，介绍10大保健奇穴，经常刮拭这些穴位，就可以防病健身。第三章，介绍生活中多种常见病症的预防，通过刮痧将常见病症拒之门外。第四章，介绍不同体质刮痧法，为不同人群打造适宜的养生方法。第五章，介绍家庭常见疾病的刮痧调治方法，以消除身体不适。第六章，针对中老年常见疾病，介绍刮痧疗法，使中老年人减轻病痛，益寿延年。第七章，为女性量身打造刮痧方法，使女性的美由内而外散发出来。第八章，针对常见男科疾病，解决男人难言之隐。

快节奏的生活，忙碌的日子，很多人有些小病小痛却没有时间去系统地检查诊治。如果学习一点刮痧的知识，在家里自己就可以使用安全有效的刮痧疗法祛病保健，找准对症穴位，按照书中的方法，轻轻一刮，就能轻松缓解病痛，何乐而不为呢？

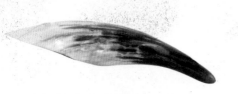

目 录 ▶▶▶

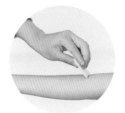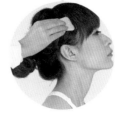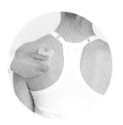

家庭常见病刮痧，消除不适、改善病痛

中老年刮痧，祛病疗疾、益寿延年

女性刮痧，让美由内而外散发出来

男性刮痧，消除难言之隐

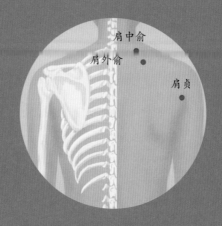

肩中俞

肩外俞

肩贞

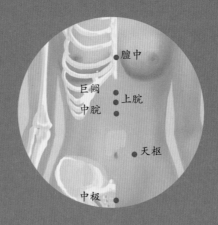

膻中

巨阙　　上脘

中脘

天枢

中极

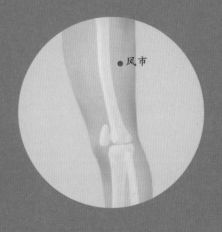

风市

第1章

易学易做的

刮痧理疗法

刮痧理疗法，具有家庭医生般的服务功能。它简便易行、副作用小，不受条件限制，疗效也较显著。它具有活血化瘀、调整阴阳、疏筋通络、排除毒素等作用。刮痧之前，先要弄懂刮痧的作用和功效、常用刮痧用具、刮痧常用体位、刮痧宜忌等基础知识，这有利于将刮痧的优势运用到最佳。

刮痧为什么能保健治病

◗ 中医对刮痧作用的认识

刮痧可活血化瘀，祛瘀生新

人体肌肉、韧带、骨骼一旦受到损伤，则在局部产生瘀血，使经络气血流通不畅，若瘀血不消，则疼痛不止。这时在局部或相应腧穴刮痧，可调节肌肉的收缩和舒张，促进刮拭组织周围的血液循环，从而起到活血化瘀、祛瘀生新的作用。

刮痧可疏筋通络

现如今，越来越多的人不断受到腰背痛、颈椎病、肩周炎的困扰。之所以如此，是因为人体的"软组织"（主要指韧带、筋膜、关节囊）受损伤时，肌肉就会处于紧张、收缩甚至痉挛状态，进而出现疼痛。刮痧疗法主要是增强局部血液循环，使局部组织温度升高。另外，在刮痧板直接刺激下，提高局部组织的痛阈，还可使紧张或痉挛的肌肉得以舒展，从而消除疼痛。刮痧可以疏筋通络，消除疼痛病灶，解除肌紧张，在明显减轻疼痛症状的同时，也有利于身体的恢复。

刮痧可调整阴阳，实现阴阳平衡

中医认为，"阴平阳秘，精神乃治"。这说明，只有机体阴阳关系达到平衡，才能化解疾病。刮痧对人体功能有双向调节作用，可以改善和调整脏腑功能，使其恢复平衡。刮痧有明显的调整阴阳平衡的作用。

刮痧可增强正气，扶正祛邪

中医将人体的免疫功能称之为正气。正气代表机体的调节适应能力、防御疾病能力和病后的康复能力。相反，阻碍机体正常生长和导致疾病的因素，为邪气。正气充足，抗病能力自然强。经常刮痧，可以疏通经络，调整脏腑气血，激发人体的保健系统，培植正气，提高体质，增强抗病能力。

清热消肿，软坚散结，祛痰解痉

通过放痧疗法的刺激，可使热邪疾出，以达清热的目的，使内部阳热之邪透达体表，最终排出体外，以清体内之蕴热、痰结、肿毒。

西医对刮痧作用的认识

镇痛

刮痧是消除疼痛和肌肉紧张、痉挛的有效方法，主要机制有：加强局部循环，使局部组织温度升高；在刮痧板直接刺激下，提高了局部组织的痛阈；紧张或痉挛的肌肉通过刮痧板的作用得以舒展，从而解除其紧张、痉挛，以消除疼痛。

排出毒素

刮痧可使局部组织的血管扩张、黏膜的渗透性增强，使血液得到净化，增强全身抵抗力，可以减轻病势，恢复机体的代谢活力。其适应证有感冒、发烧、中暑、头痛、肠胃病、落枕、肩周炎、腰肌劳损、肌肉痉挛、风湿性关节炎等。

自身溶血

刮痧、出痧的过程是一种血管扩张渐至毛细血管破裂，血液外溢，皮肤局部形成瘀血斑的现象。血凝块（出痧）不久即能溃散，而起到自体溶血的作用，这样可使局部组织血液循环加快，新陈代谢旺盛，营养状况改善，同时使人体的防御能力增强，从而起到预防和治疗疾病的作用。

促进新陈代谢

对循环系统来说，通过刮拭可以使血液和淋巴液的循环增强，使肌肉和末梢神经得到充分的营养，从而促进全身的新陈代谢；对于神经系统，通过刮拭可以刺激神经末梢而调节神经系统，增强人体的防御功能；对于免疫系统，通过刮拭刺激可增强免疫能力。

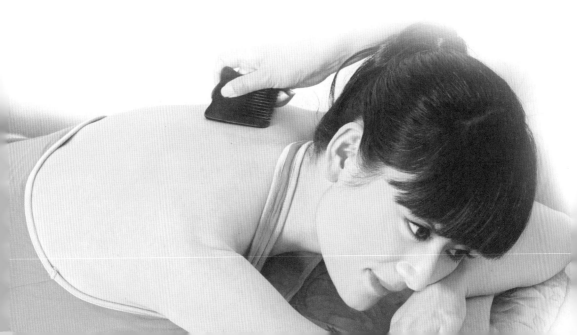

常见刮痧用具

◗ 刮具

刮痧用具从古到今种类繁多，一般常用的有棉线、木板、竹板、药材（水牛角、檀香木、沉香等）、铜、银、陶瓷、贝壳等材料。我国古时用石器、铜钱、嫩竹板等作为刮痧工具，如今已较少使用。随着时代的发展，随着对刮痧工具的需求转变，目前常用的刮痧工具有以下几种。

贝壳刮具

用贝壳制成的刮具。此刮具常见于沿海或湖泊地区的人们使用。

棉纱线团

把纯棉麻线揉成一团即可。多适用于儿童或头面部等皮肤较薄弱的部位刮拭。

玉质刮板

玉质刮痧板具有行气活血、疏通经络的作用。

使用时，为避免交叉感染，最好固定专人专板使用。玉质板在保存时要注意避免磕碰。

硬币

一般分为铜、铝两种。刮拭时力道要轻，以免划伤皮肤。硬币刮具多适用于小面积（如腘窝、肘窝等）部位的刮拭。

木竹质刮板

木质和竹质刮痧板要选质地较硬，边缘光滑，四角钝圆，便于手握的材料。中药材木质（檀香木、沉香木）刮痧板效果更佳。它适用于人体各部位。

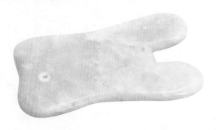

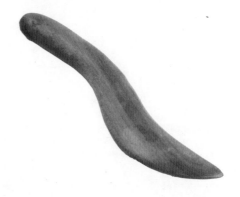

动物角质刮板

羚羊角、水牛角制成的刮痧板。刮痧板是刮痧的主要工具。目前主要使用的是水牛角刮痧板。水牛角味辛、咸，性寒，具有发散行气、清热解毒、活血化瘀的作用。刮痧板有助于行气活血、疏通经络。其质地坚韧，光滑耐用，加工简便。

动物角质刮痧板长时间置于潮湿之地，或浸泡在水里，或长时间暴露在干燥的空气中，会发生裂纹，影响其使用寿命。因此刮毕应用肥皂水洗净擦干，或以酒精擦拭消毒并立即擦干，最好能够放在塑料袋或皮套内保存。

代用刮具

在没有条件使用专业刮具的情况下，可就地取材寻找替代物，如汤勺、瓷杯（选取较厚、光滑、无破损的边缘）等用其边缘进行刮拭。可按人体刮痧部位不同而选择不同的替代品。

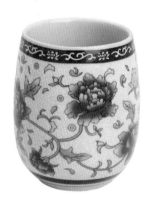

手指

施术者用手指代替刮具，手指相对用力，做捏、挤、提、点、按，一般用于撮痧法。

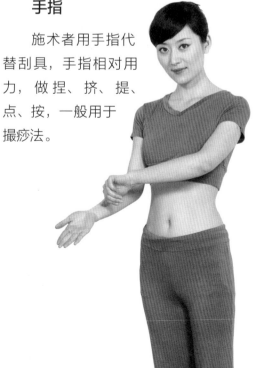

针具

普通针、三棱针等质地坚硬，尖部锋利、无锈迹、无弯曲的针具，一般用于挑痧法和放痧法。

◗ 介质

刮痧切忌干刮，这样不仅疼痛感增加，而且过度的摩擦会使皮肤变得粗糙。所以刮痧时必须涂些介质，不但可以减轻疼痛，加速病邪外排，还可以保护皮肤，预防感染，使刮痧过程更为安全有效。目前使用的介质有液体、固体、药剂等三种。

固体

选用质地软、细腻的软质固体，如凡士林、板油、面霜等。

药剂

根据病情可选用一些中草药制剂，比如清凉油、红花油、麝香风湿油、通络刮痧油、活血刮痧油等。

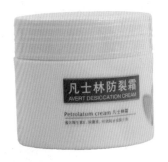

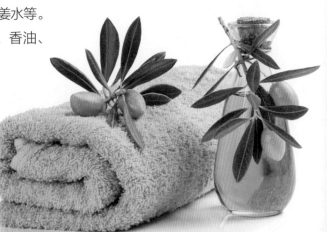

液体

选用能起润滑作用的液体。

水类：蒸馏水、凉白开、葱姜水等。

植物油类：薄荷油、茶油、香油、各种精油等。

刮痧常用体位

　　刮痧时对体位的选择，应以医者能够正确取穴、施术方便，患者感到舒适自然并能持久配合为原则。

　　常用的体位有以下几种。

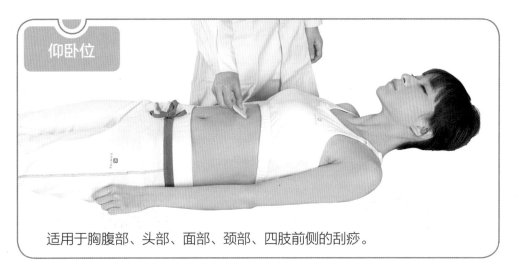

仰卧位

适用于胸腹部、头部、面部、颈部、四肢前侧的刮痧。

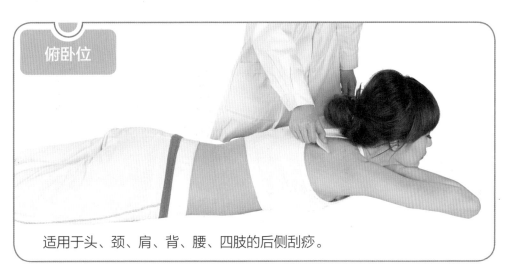

俯卧位

适用于头、颈、肩、背、腰、四肢的后侧刮痧。

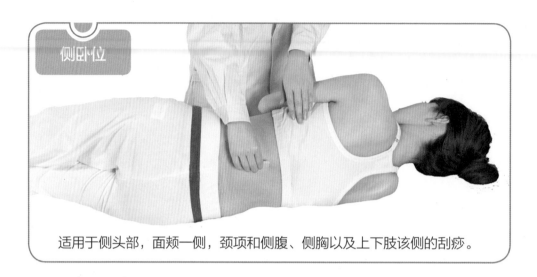

侧卧位

适用于侧头部，面颊一侧，颈项和侧腹、侧胸以及上下肢该侧的刮痧。

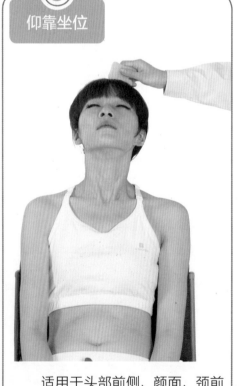

仰靠坐位

适用于头部前侧、颜面、颈前和上胸部的刮痧。

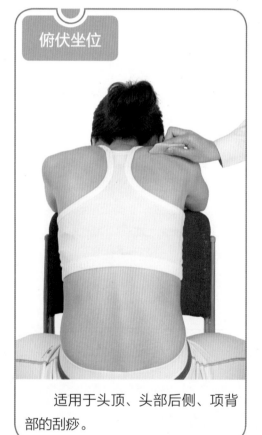

俯伏坐位

适用于头顶、头部后侧、项背部的刮痧。

刮痧操作方法及补泻手法

开始刮痧时手持刮痧板，蘸上适量润滑剂，在患者体表的被刮部位按一定方向用力均匀刮拭。使用腕力，根据病人的病情及反应调整刮拭的力度，直至皮下呈现痧痕为止。

▶ 操作方法

刮痧方法可分为刮痧法、撮痧法、挑痧法、放痧法等几类。其中，刮痧法、挑痧法、放痧法为工具操作，撮痧法为徒手操作。

刮痧法

刮痧法是最常用的一种方法。刮痧部位通常在背部或颈部两侧，有时也可在颈前喉头两侧，胸部、脊柱两侧，臂弯两侧或膝弯内侧等处，一般有刮板操作和间接刮两种。

刮板操作：刮板操作手法有面刮、竖刮、斜刮及角刮等几种。刮板与刮拭部位皮肤一般保持在45°～90°之间进行刮痧。

间接刮：先在患者需刮拭部位铺一层薄布，然后再用刮拭工具在布上进行刮拭。此法可保护皮肤，适用于儿童、年老体弱，以及高热、中枢神经系统感染、抽搐、某些皮肤病患者。

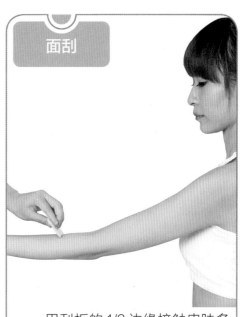

面刮

用刮板的1/3边缘接触皮肤多次向同一方向刮拭，倾斜方向为30°～60°，45°应用最为广泛，有一定刮拭长度。

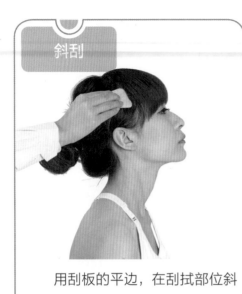

斜刮

　　用刮板的平边，在刮拭部位斜向刮拭。本法主要适用某些不能进行平刮、竖刮的部位。

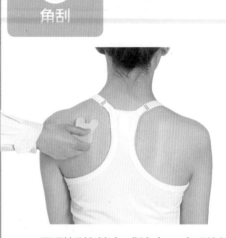

角刮

　　用刮板的棱角或边角，在刮拭部位上进行较小面积或沟、窝、凹陷处的刮拭。

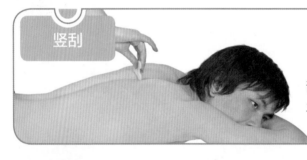

竖刮

　　用刮板的平边，在刮拭部位上竖直90°，大面积地平行刮拭。

撮痧法

　　撮痧法是施术者用手指撮、扯、拧、提患者体表的一定部位，以治疗疾病的方法。它具有行气开闭、调畅气机、宣泄痧毒等功效。主要用于治疗暑痧、寒痧、产后痧、胎前痧、头风痧、盘肠痧、脘痛痧、穿膈痧等病症。撮痧法一般可分为焠痧法、挤痧法、拍痧法、夹痧法、扯痧法。

焠痧法

　　用灯心草蘸油，点燃后，在病人皮肤表面上的穴位处烧燃，手法要快，一接触到病人皮肤，立即离开皮肤，往往可听见十分清脆的灯火燃烧皮肤的爆响声。适用于寒证。

挤痧法

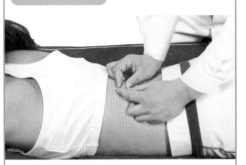

用两手或单手大拇指与食指互相挤压皮肤，连续挤出一块块或一小排紫红痧斑为止。

拍痧法

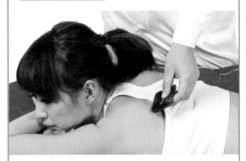

用虚掌拍打或用刮痧板拍打患者身体某部位，一般为痛痒、胀麻的部位。

夹痧法

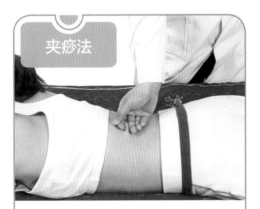

又称揪痧法。在患者的待刮拭部位涂上刮痧介质，施术者五指屈曲，将中指和食指等弯曲成钩状，蘸刮痧介质后夹揪皮肤，夹起后用力向外滑动再松开，一夹一放，反复进行，并连续发出"吧吧"的声响。同一部位可连续操作6～7遍。施行本法时不需要任何器具，只需用手指即可。

扯痧法

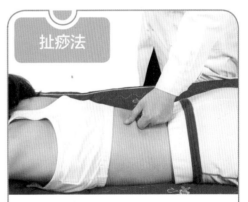

在患者的待刮拭部位或穴位上，以大拇指与食指用力提扯患者的皮肤，使扯痧部位表皮出现紫红色或暗红色的痧点，以达到治疗疾病的目的。此法主要应用于头部、颈项、背部及面额的太阳穴和印堂穴。

刮痧的补泻手法

刮痧疗法以刮板为工具进行治疗，对不同体质与不同病症患者应采用不同的刮拭手法。刮拭手法是根据刮拭力量和速度两种因素决定的。在临床上，主要分为三种手法：补法、泻法及平补平泻法。

补法

补法刮拭按压力小，速度慢，能激发人体正气，使低下的机能恢复正常。临床多用于年老、体弱、久病、重病或形体瘦弱之虚证患者。

泻法

泻法刮拭按压力大，速度快，能祛除病邪，使亢进的机能恢复正常。临床多用于年轻、体壮、新病、急病或形体壮实的实证患者。

平补平泻法

平补平泻法亦称平刮法，有三种刮拭手法。第一种为按压力大，速度慢；第二种为按压力小，速度快；第三种为按压力中等，速度适中。具体应用时可根据患者病情和体质而灵活选用。其中按压力中等、速度适中的手法易于被患者接受。平补平泻法介于补法和泻法之间，常用于正常人保健或虚实兼见证的治疗。

大家需要注意的是，补泻手法的原则适用于上面介绍的面刮法、角刮法。

各种手法的具体运用

首先，根据患者的体质和病情确定刮拭手法。无论何种证型，均应以补刮法开始，然后根据体质和部位决定按压力的大小，再逐渐向平刮、泻刮法过渡，使患者有适应的过程。

虚证型患者，以补刮法为主，治疗过程中在补刮法的基础上，对主要经络穴位，可以短时间运用平刮法，以增强治疗效果。实证型患者可以泻刮法治疗后，以补刮法收尾。或在治疗结束后，对所治经络采用疏经理气法调补气血。掌握脏腑辨证方法者，可据病情灵活运用，如虚实夹杂型，对经气实的经脉施以泻刮，经气虚的经脉施以补刮。

决定补泻效果的因素

补泻效果是由机体状态、腧穴特性和刮拭方法等因素决定的。刮拭方法是其中的一种因素。

机体状态与补泻效果有直接的关系，当机体正气充足时，经气易激发，刮拭补泻调节作用显著；当机体正气不足，经气不易激发，刮拭补泻调节作用缓慢。

腧穴的特性也是一种因素，有些腧穴有强壮作用，如关元穴、足三里穴，刮拭这些腧穴可以补虚。有些腧穴有泻实作用，如肩井穴、曲池穴，刮拭这些腧穴可以泻实。中医经络的理论认为"顺经气而行则补，逆经气而行则泻"。

◗ 分清虚实再刮痧

很多人都想运用刮痧疗法保健养生，但不知道自己是否适合刮痧。分清虚实是选择刮痧保健技法的前提，也是决定刮痧手法的重要因素。

一个人病了，不是内外邪气作祟，就是身体的正气不足。这个内外邪气，相当于西医讲的病毒、细菌等对人体有害的各种因素，中医称之为"六淫"和"七情"等；而正气就相当于人体的抵抗力和免疫力。

在九种体质里，阳虚、阴虚、气虚都属于虚证，而痰湿、湿热、血瘀体质，有些是实证，也有些是虚实夹杂证。一般来说，实证最适宜刮痧。

◗ 虚证也可用刮痧

刮痧疗法对于实证效果是又快又好，那是不是虚证就不能刮了呢？并不是这样的，每一种疗法都有不同的手法。同样是刮痧，它既能有补的效果，也有泻的作用，就看使用的人怎么刮了。

针对虚实两种情况，按照"实则泻之，虚则补之"的原则就不会出错。刮痧的补泻手法是由按压力大小和速度快慢两个因素决定的，刮痧除了能排

毒，也可起到"补"的作用，专业术语分别称为"泻法"与"补法"。如果刮拭按压力小、刮拭速度慢，刺激时间较长，就是"补法"，这种手法适用于年老、体弱、久病、重病或体形瘦弱之虚证患者。刮拭按压力大、刮拭速度快，刺激时间较短则为"泻法"，适用于年轻体壮、新病、急病、形体壮实的患者。选择痧痕点数少，为"补法"；选择痧痕点数量多，则为"泻法"。操作的方向顺着经脉运行方向者为"补法"；操作的方向逆经脉运行的方向者为"泻法"。刮痧后进行温灸者为"补法"；刮痧后进行拔罐者为"泻法"。

体弱、虚性体质的人，应采用按压力小、速度慢的补法刮拭。时间要短，部位要少。只需刮到皮肤微热、毛孔微张，就能激发鼓舞正气。不出痧或少出痧时，多采取隔衣刮拭，或对有补益作用的穴位进行按揉，都可达到补益的效果。

虚实兼有的人，如血瘀体质就是这样的一个典型。虚实兼见证可用按压力中等、速度适中的平补平泻法刮拭。刮拭时间不可过长，每次出痧不可过多，毛孔不要开张得太大。

实证体质的人，多采用按压力大、速度慢的平补平泻手法刮拭。一般虚证体质会出痧，刮出痧来保健效果出现得快。无论出痧与否，都应刮至毛孔开张，即有宣泄病气的效果。

刮痧步骤及要领

◗ 刮痧的步骤

1.选择环境、器具

刮拭时，最好选择冷暖适宜的室内环境。至于刮拭器具，则要选用专门用于刮痧的刮痧板和刮痧油。如果要对面部进行刮痧诊断，则要用美容刮痧玉板和美容刮痧乳。

2.选择体位

刮拭颈背部、胸部可采取坐位，选择有靠背的椅子，被刮者根据治疗部位的需要，或背靠椅背而坐，或面向椅背骑坐，双臂放在椅背上，使其身体有所依靠。

3.开始刮拭

根据病情选定刮痧部位，并充分暴露出所刮拭的部位，在刮拭的全息穴区和经络穴位处涂刮痧油，选择面部刮拭时，应先涂敷美容刮痧乳。然后根据刮拭部位选择适当的刮痧方法刮拭。

4.结束刮拭

刮拭完毕后，可用清洁的纸巾按压在所刮之处，边擦拭残留油渍，边进行按揉，利于毛孔回缩复原。迅速穿衣保暖，饮适量温开水。

◗ 刮痧时要掌握的要领

刮拭角度：通常而言，刮痧板与皮肤间的夹角要小于 45°，在疼痛及敏感部位，则角度要小于 15°。

刮拭长度：通常以穴位为中心往返刮拭 7～15 厘米。若刮拭的部位较长，则可分段刮拭。

刮拭速度：速度、力道都要均匀。

刮拭力度：刮拭过程中要始终保持一定的按压力度。不过，骨骼突起处、脂肪较少处，以及大血管所在处都要适当减轻按压力度。

刮拭时间：一般刮拭时间 30 分钟之内。身体强壮者可以适当延长刮拭时间，身体虚弱者则可适当缩短刮拭时间。

刮痧的顺序和方向：刮痧顺序一般都是先刮阳经，后刮阴经；先头部、颈背部，后胸腹部、四肢；先上部，后下部。刮拭的方向，躯干和四肢一般都是从上向下；当肢体有静脉曲张或肢体浮肿时，要从下往上刮拭。

刮痧疗法的时间控制

1. 一般每个部位刮3～5分钟，最长不超过20分钟。对于一些不出痧或出痧少的患者，不可强求出痧，以患者感到舒服为原则。

2. 第一次刮完等3～5天，痧退后再进行第二次刮治。出痧后1～2天，皮肤可能轻度疼痛、发痒，这些反应属正常现象。

3. 保健刮痧时刮拭力度较小，每个部位刮拭时间短，刮至皮肤微有热感或皮肤微微发红即可。不需刮出痧，亦无间隔之说，每日均可进行。

4. 治疗刮痧时患者体质虚弱，容易出痧者，只要有痧出现，症状减轻即可停止刮拭。体质强壮者，可刮至有新痧出现时再停止。

5. 不易出痧的部位，只要毛孔微微张开即可停止刮拭。在有结节、肌肉紧张、僵硬的部位，只要毛孔张开或局部结节稍软，肌肉紧张、僵硬有所缓解即可停止刮拭。

6. 头部治疗刮痧只要局部有热感即可停止刮拭。面部保健刮痧每个部位根据皮肤状况刮拭5～15下，或者刮至局部有热感即可。每次刮痧不应超过30～40分钟（指用速度缓慢的刮法刮拭）。初次治疗刮痧时间应适当缩短。

7. 体质弱或形体瘦弱者总体刮痧时间应少于20分钟。同一部位两次治疗刮痧应间隔5～7天，皮肤无痧斑、被刮处用手轻触无痛感时方可进行第二次治疗刮痧。痧消退的时间快慢与被刮者体质、病情、出痧部位、痧色深浅以及刮痧次数有关。

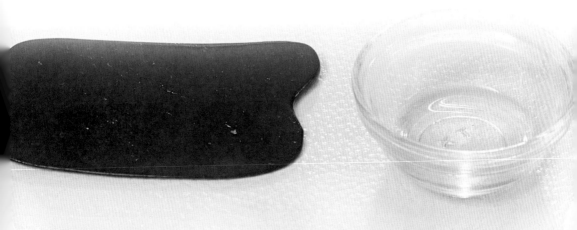

刮痧的注意事项

▶ 刮痧前注意事项

1. 刮痧疗法须暴露皮肤，且刮痧时皮肤汗孔开泄，如遇风寒之邪，邪气可从开泄的毛孔直接入里，影响刮痧疗效。故刮痧前要选择一个好的治疗场所，空气清新，并注意保暖，注意避风，夏季不可在有过堂风的地方刮痧。尽量少暴露皮肤。
2. 选择的刮痧体位，应利于刮拭和防止晕刮。
3. 刮痧工具要严格消毒，防止交叉感染。刮拭前须仔细检查刮痧工具，以免刮伤皮肤。
4. 操作者的双手也应消毒。刮拭前一定要向患者解释清楚刮痧的一般常识，消除其恐惧心理，取得患者配合，以免晕刮。
5. 勿在患者过饥、过饱、过度疲劳及过度紧张的情况下进行刮痧治疗。
6. 低血压、低血糖、过度虚弱和神经紧张特别怕痛的患者轻刮。

▶ 刮痧时注意事项

1. 刮拭手法要用力均匀，以求能忍受为度，达到出痧为止。婴幼儿及老年患者、体质虚弱以及用于保健时，宜采用补刮手法，刮拭手法用力宜轻；用于急救治疗则用泻刮手法，用力宜重；一般则用补泻手法。
2. 不可一味追求出痧而用重手法或延长刮痧时间。出痧多少受多方面影响。
3. 刮拭过程中，要经常询问患者感受。如遇到晕刮，表现为精神疲惫、头晕目眩、面色苍白、恶心欲吐，出冷汗、心慌、四肢发凉或血压下降、神志昏迷等，应立即停止刮痧。患者病情好转后，继续刮内关穴、足三里穴。必要时送往医院。

▶ 刮痧后注意事项

刮痧治疗使汗孔开泄，邪气外排，要消耗体内的部分津液，故刮痧后宜饮温水一杯，休息片刻。刮痧治疗后，为避免风寒之邪侵袭，须待皮肤毛孔闭合恢复原状后，方可洗浴。一般约3小时。

刮痧后1～2天内出现疼痛、痒、虫行感及皮肤表面出现风疹样变化，均为正常现象。如果在刮的过程中，病人出现冷汗不止、又吐又泻、脉微弱，应立即停止并及时处理。

不同痧痕的临床意义

痧痕诊断

1. 无痧痕。经络通畅，身体健康；或身体太虚弱，气血不足，此种患者易有阳性反应。

2. 浅红色、红色散在痧点、痧斑，痧斑部位与皮肤其他部位高度基本持平。可见于健康的人体，这种微循环障碍可通过机体自我调节功能不治自愈。

3. 一个或多个直径在1~2厘米的浅红色、红色较密集斑片状痧斑，不高于皮肤。轻度微循环障碍，提示经脉轻度缺氧，时间较短，见于亚健康状态，没有任何自觉症状。

4. 多个直径大于2厘米的紫红色、青色斑片状痧斑，痧斑部位与皮肤持平，或略高于皮肤。中度微循环障碍，提示经脉中度缺氧，时间较长，可见于亚健康或疾病状态，有时有症状表现。

5. 皮肤表面出现直径大于2厘米的颜色为暗青色、青黑色的一个或多个包块状、青筋样痧斑，痧斑部位明显高于其他部位。重度微循环障碍，经脉严重缺氧，时间较长，可见于比较严重的亚健康或疾病状态，经常有症状表现。

阳性反应诊断

缺血性微循环障碍部位血流量不足，则刮拭后不会出痧。当组织细胞长时间缺血、缺氧时，这些软组织会出现增生、粘连、纤维化、钙化或炎症等病理改变。刮拭时就会感觉刮痧板下不平顺，皮下或肌肉组织间有类似沙砾、米粒、花生米大小，甚至更大的结节样软组织改变，或条索状的障碍阻力，这些现象统称为阳性反应。这些阳性反应不是肿瘤，而是细胞缺血、缺氧或机体发生组织损伤、炎症后的一种病理反应，其大小、形态与病变程度、时间及病变范围密切相关。

无痧痕，并且没有疼痛、沙砾、结节，或刮痧板下有平顺的感觉，提示经脉气血通畅，身体健康。

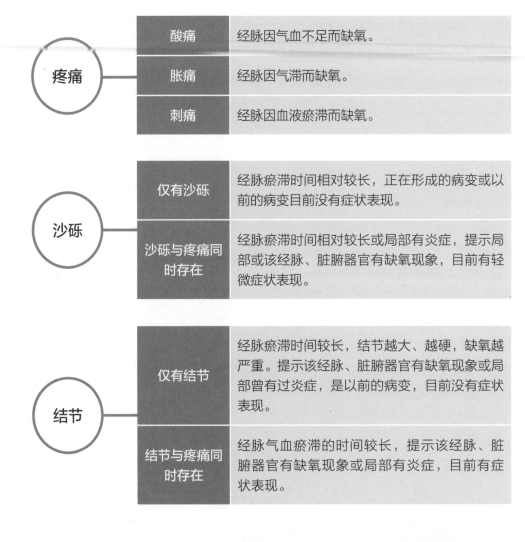

疼痛	酸痛	经脉因气血不足而缺氧。
	胀痛	经脉因气滞而缺氧。
	刺痛	经脉因血液瘀滞而缺氧。

沙砾	仅有沙砾	经脉瘀滞时间相对较长，正在形成的病变或以前的病变目前没有症状表现。
	沙砾与疼痛同时存在	经脉瘀滞时间相对较长或局部有炎症，提示局部或该经脉、脏腑器官有缺氧现象，目前有轻微症状表现。

结节	仅有结节	经脉瘀滞时间较长，结节越大、越硬，缺氧越严重。提示该经脉、脏腑器官有缺氧现象或局部曾有过炎症，是以前的病变，目前没有症状表现。
	结节与疼痛同时存在	经脉气血瘀滞的时间较长，提示该经脉、脏腑器官有缺氧现象或局部有炎症，目前有症状表现。

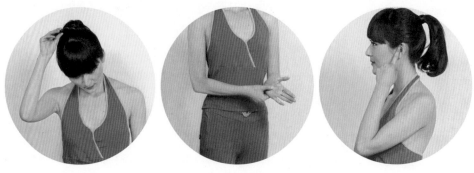

刮痧法的适应证

　　刮痧疗法的适用范围非常广泛，凡是按摩疗法和针灸疗法可以防治的疾病，都可以采用刮痧疗法。无数临床实践表明，刮痧疗法不仅适用于痧症，而且还适用于内科、儿科、妇科、男科、外科、五官科、皮肤科等各种病症。

疾病科属	病症类型
内科病症	感冒发热、咳嗽、头痛、腹泻、呕吐、哮喘、高温中暑、肺部感染、心脑血管疾病、急性阑尾炎、急慢性胃炎、急性胰腺炎、急慢性支气管炎、卒中后遗症、面神经麻痹、泌尿系感染、遗尿、肠炎、便秘、腹泻、高血压、冠心病、糖尿病、胃下垂、胆囊炎、肝炎、水肿、神经性头痛、血管性头痛、坐骨神经痛、三叉神经痛、肋间神经痛、胆绞痛、白细胞减少症、胃肠痉挛、失眠、眩晕、多梦、健忘、心悸、癫痫、神经官能症等病症。
外科病症	以疼痛为主要症状的各种外科病症，如急性扭伤，感受风寒湿邪导致的各种软组织疼痛，各种骨关节疾病，坐骨神经痛，肩周炎，落枕，慢性腰痛，风湿性关节炎，类风湿性关节炎，颈椎、腰椎、膝关节骨质增生，股骨头坏死等。
儿科病症	营养不良、食欲缺乏、生长发育迟缓、腮腺炎、百日咳、支气管炎、小儿感冒发热、腹泻、呕吐、遗尿等病症。
妇科病症	痛经、闭经、月经不调、乳腺增生、带下病、盆腔炎、乳腺增生、乳腺炎、子宫脱垂、不孕症、外阴瘙痒、更年期综合征、产后缺乳、产后腹痛等。

（续表）

疾病科属	病症类型
男科病症	阳痿、早泄、遗精、前列腺增生、前列腺炎、男性不育症、男性更年期综合征等。
五官科病症	口腔溃疡、牙痛、鼻塞、鼻出血、鼻炎、鼻窦炎、慢性咽炎、扁桃体炎、咽喉肿痛、视力减退、泪囊炎、沙眼、目痒、弱视、青少年假性近视、急性结膜炎、耳聋、耳鸣等病症。
皮肤科病症	痤疮、湿疹、丹毒、荨麻疹、硬皮病、过敏性皮炎、带状疱疹、雀斑、皮肤瘙痒症、神经性皮炎、寻常型鱼鳞病等病症。

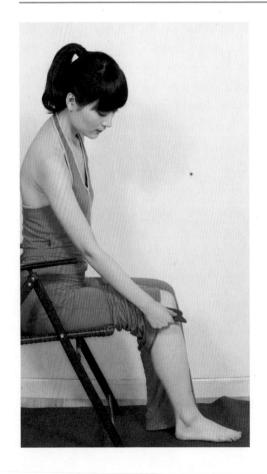

此外，刮痧还具有保健美容的功效。刮痧可使皮肤的新陈代谢加快、皮肤中的细胞得到充分的营养和氧气、毛孔自然收缩变小、皱纹消除或减少，因此刮痧可以强身健体、减肥、美容养颜等。另外，产妇的妊娠纹也可以通过刮痧得以消除。

简而言之，除慎用证和禁忌证以外的各种病症，包括一些疑难杂症都可通过全息经络刮痧法进行防治。但需强调的是，病有轻重之分，证有虚实之别，在以上所列的各种病症中，有的可以单独使用刮痧疗法进行诊治，有的则需要结合其他疗法进行诊治。对于某些疾病，如果刮痧疗法效果不明显或无效时，可调整治疗方法，或改用其他疗法进行诊治，以免贻误病情。

刮痧法的禁忌证

无论是中医，还是西医，都不是万能的。当然，刮痧疗法也不是万能的。对于刮痧疗法而言，它有适应范围，也有禁忌。

刮痧健康法对于大多数人都是适用的。但有以下情况的人不宜刮痧或宜慎刮。

1. 久病年老、极度虚弱、消瘦者需慎刮。
2. 孕妇的腹部、腰骶部等部位不能刮痧，否则容易引起流产。
3. 需要刮痧的部位有外伤，比如手臂挫伤、背部破皮或腿部骨折等。
4. 有血友病或白血病者慎刮。由于刮痧会使局部充血，血小板少者应慎刮。
5. 醉酒、过饥、过饱、过渴、过度疲劳者禁刮。
6. 下肢静脉曲张患者慎刮，此类人群最好不刮痧，若要刮痧也应谨慎，刮拭方向应从下向上，手法尽量放轻。
7. 患有皮肤溃疡等皮肤病者禁刮，因为刮痧要刮皮肤表层，若有溃疡，容易破裂感染，加重病情。
8. 心力衰竭、肾衰竭、肝硬化腹水或全身重度水肿等患者禁刮，这些人刮痧易对身体造成更大的伤害。

刮痧法需要根据具体病情来施用。

1. 妇女月经期下腹部慎刮。
2. 原因不明的肿块及恶性肿瘤部位禁刮，可在肿瘤部位周围进行补刮。
3. 新发生的骨折患部不宜刮痧，须待骨折愈合后方可在患部补刮。外科手术疤痕处亦应在两个月以后方可局部刮痧。
4. 有出血倾向的疾病，如白血病、血小板减少症、过敏性紫癜症等不宜用泻刮手法，宜用补刮或平刮法。
5. 糖尿病患者皮肤抵抗力减低，血管脆性增加，不宜用泻刮法。下肢静脉曲张局部及下肢水肿者，宜用补刮法或平刮法从肢体远端向近端刮拭，以促进血液循环。
6. 不同种类皮肤病刮拭方法。皮肤病患者，皮损处干燥、无炎症、无渗液、无溃烂者，可直接在皮损处刮拭。皮肤及皮下无痛性的良性结节部位亦可直接刮拭。如皮损处有化脓性炎症、渗液溃烂的，以及急性炎症红、肿、热、痛者，不可在皮损处或炎症局部直接刮拭，可在皮损处周围刮拭。

刮痧疗法的四个误区

刮痧疗法如今已经成为现代人改善亚健康状态的"灵丹妙药"。刮痧可以诊断身体健康情况，治疗疾病且没有毒副作用。在养生方面，刮痧可以促进血液循环，排出体内毒素，使人的精神处于良好的状态。刮痧本身具有这么多的好处，但是如果认识错误或是诊治方法不得当，就会适得其反，给身体带来很大危害。

误区1 刮痧愈痛愈黑愈有效

刮痧是一种刺激疗法，操作不当会加重病情或引发身体其他不适。施行刮痧疗法需要遵循四个原则：一是明确诊断；二是辨证施治；三是因人因病因时因地制宜；四是补虚泻实。有些接受错误刮痧的患者，经历巨大的疼痛后感觉很舒服，就误以为是刮痧奏效。其实是所谓"痛而后快"，是身体受到重大刺激后正常的生理反应。刮痧的效果受个人健康状况、体质、年龄、性别影响。刮痧对体质属热证和实证的人效果较佳。

误区2 刮痧可以包治百病

刮痧只适用于局部止痛，或患上急痧症时进行解危应急，而不能在身体上大面积施用，尤其不能过多地做经络刮痧。每做一次刮痧，皮肤表面破裂的地方都会结一次痂长成疤痕，减低血液循环的通透性。如果导致气血瘀阻形成胀痛，则又得刮痧，从而对刮痧形成依赖性。因此，长期刮痧会使肌肉纤维失去弹性、形成僵硬斑块，影响气血的循环。

误区3 无论怎样刮痧都没有危害

这种认识是错误的。由于刮痧是一种刺激疗法，操作不当也会加重病情。另外，如果刮痧不依据刮拭部位和正确的方法刮拭，那么就可能对身体造成一定的伤害。

误区4 "出痧"会损害皮肤

"出痧"的皮肤红红的，看上去有点儿可怕。"出痧"不仅不会损害皮肤，而且由于这种方法活血化瘀，加强了局部的血液循环，会使皮肤变得比原来还要健康、美丽。

了解相关的经穴和反射区

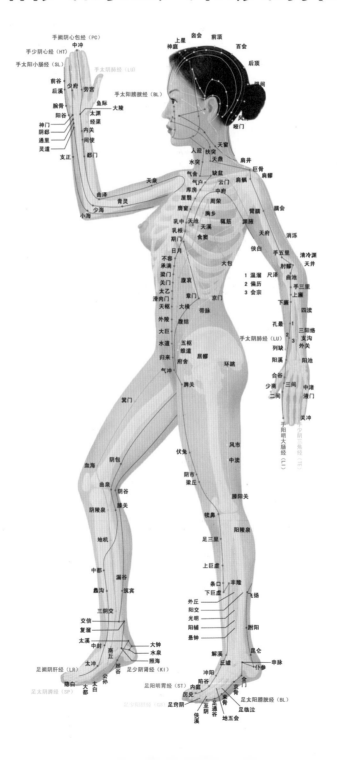

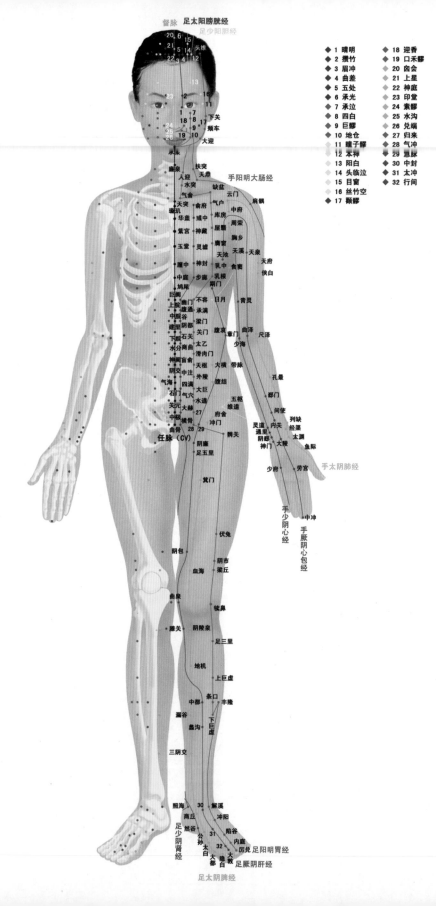

督脉 足太阳膀胱经
足少阳胆经

◆ 1 睛明　　　　◆ 18 迎香
◆ 2 攒竹　　　　◆ 19 口禾髎
◆ 3 眉冲　　　　◇ 20 囟会
◆ 4 曲差　　　　◇ 21 上星
◆ 5 五处　　　　◇ 22 神庭
◆ 6 承光　　　　◇ 23 印堂
◆ 7 承泣　　　　◇ 24 素髎
◆ 8 四白　　　　◇ 25 水沟
◆ 9 巨髎　　　　◇ 26 兑端
◆ 10 地仓　　　◆ 27 归来
◆ 11 瞳子髎　　◆ 28 气冲
◇ 12 本神　　　◆ 29 急脉
◇ 13 阳白　　　◆ 30 中封
◇ 14 头临泣　　◆ 31 太冲
◇ 15 目窗　　　◆ 32 行间
◇ 16 丝竹空
◆ 17 颧髎

手阳明大肠经

任脉（CV）

手太阴肺经

手少阴心经

手厥阴心包经

足阳明胃经

足厥阴肝经

足少阴肾经

足太阴脾经

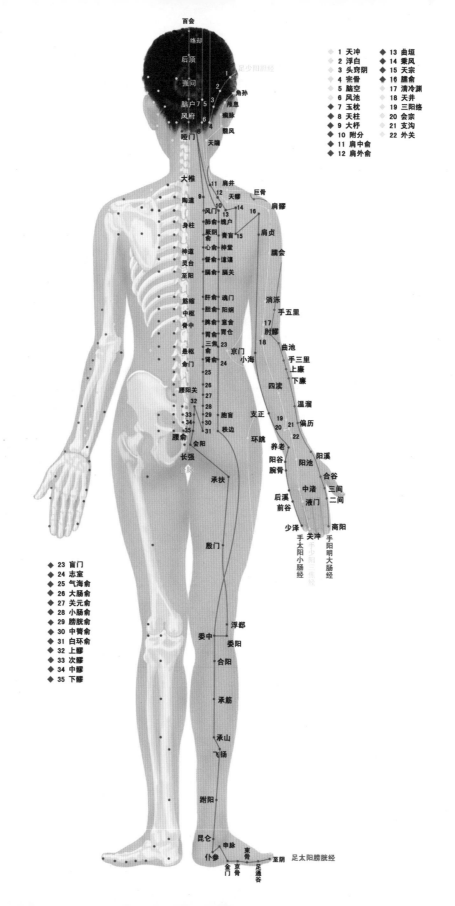

手部反射区

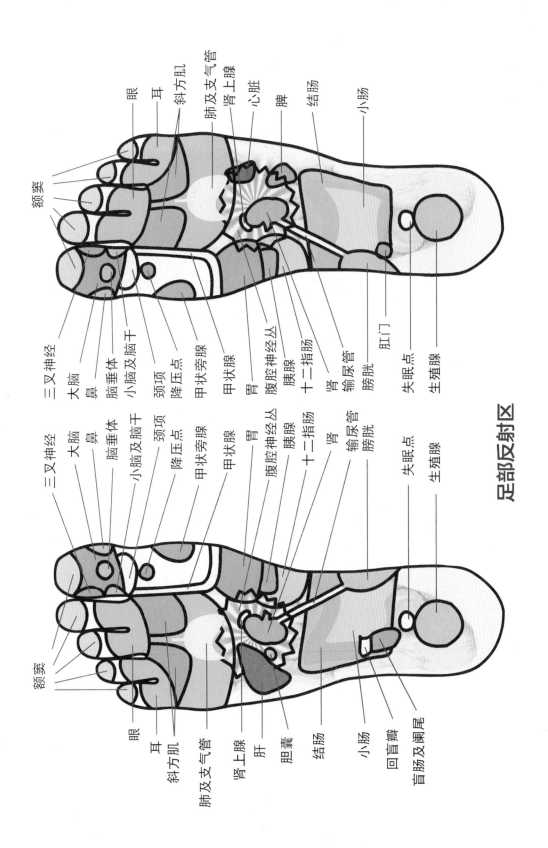

足部反射区

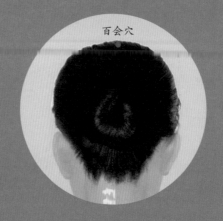

百会穴

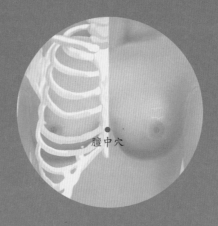

膻中穴

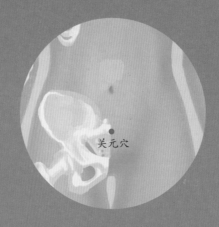

关元穴

第2章

单穴刮痧，
做自己的保健医

单穴刮痧是一种简便易行的保健方法。人体中的一些特效穴位，有着祛病养生的奇效。这里介绍一些常用穴位的刮痧方法，如百会、膻中、关元、内关、合谷、劳宫等穴位，这些穴位具有益气醒神、补肾固精、增强抵抗力、养心安神等功效。

百会穴刮痧

益气醒脑

现代人长期生活在压力之中，很容易出现疲劳、精神情志异常和睡眠障碍等亚健康状态，这样的状态让人无法很好地应付复杂而忙碌的工作和生活。那有什么方法可以帮助人们改善这种状态呢？

中医认为，人们精神状态不佳、情志异常，是气血不足、大脑经气不畅的表现，应该补气醒神。人体百会穴具有升阳、益气的作用，经常刮拭百会穴即能够帮助人们缓解压力，还能够有效防治头痛、眩晕、癫病、失眠、耳鸣、神经衰弱、健忘、中风失语等病症。

刮痧疗法

刮拭部位：头部百会穴。

刮拭步骤：用单角刮法从前向后刮拭百会穴，每次刮拭 5～10 下。每天刮拭 1～2 次，或感觉疲劳及头部不适时刮拭。

取穴原理：百会穴位于头顶，是人体的最高点，联系脑部。中医指出，经常刺激百会穴，可以益气醒神，消除大脑疲劳，恢复精力和体力，又有清热泻火的功效，还可以预防大脑神经功能失调、内脏下垂等病症。

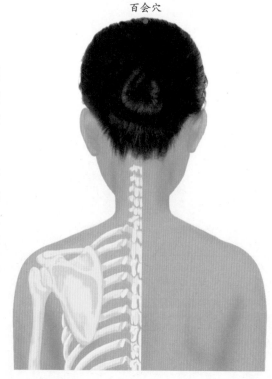

百会穴

◗ 辅助按摩保健法

按摩部位：头面部。

按摩方法：先用两手中指分别置于左右眉头上，以略感疼痛的力度按压 3 秒钟，重复 3 次。然后用手指指尖从头前部开始一直到后脑勺，均匀地击打整个头部，要拍打出声音，重复 10 次以上。

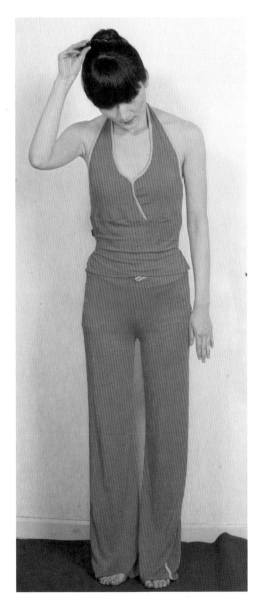

◗ 辅助饮食保健法

1.薄荷茶

用适量薄荷叶泡茶喝，可清头目，有利于提神醒脑、缓解压力，还可以使口气清新，消除牙龈肿痛。

2.参枣茶

准备党参 15 克、红枣（去核）6 枚、绿茶 6 克，沸水冲泡频饮。

● 快速有效的小妙招

1. 随身携带香袋。如果泡茶不方便，可以随身携带一个装有提神作用的中草药的香袋，独特的中药香气作用于大脑或者鼻黏膜，可以达到调节神经系统，使人精神振奋的作用。

2. 做干洗脸的动作。将两手掌搓热，由鼻翼按摩至双眼内眼角，再擦至眉心、两额、太阳穴，过耳下回到鼻翼。反复按摩，可提高学习和工作效率。

3. 指刮双侧颞部。闭目，双手拇指指腹放在耳尖上部，然后半握拳，用食指侧面由太阳穴稍用力刮向耳尖上部，可醒脑明目。

膻中穴刮痧
增强抵抗力

我们都知道，在相同的环境中，人的抵抗力却各不相同，抵抗力差的，最容易受到病原侵害，复原也慢。因此，提高抵抗力是非常重要的。我们胸膈中间有个穴位，即膻中穴，它与人体的抵抗力有着非常密切的关系。

膻中穴是任脉的主要穴位。常点按膻中穴可反向刺激胸骨后的胸腺，使之分泌激素，调整体内激素平衡，提高人体免疫力，增强抵抗力，恢复青春活力。

▶ 刮痧疗法

刮拭穴位：膻中。

刮拭步骤：用单角刮法从上向下刮拭膻中穴。不涂刮痧油，隔衣刮拭，每次5～10下，每日1～2次。也可以每隔7～10日用涂刮痧油法刮拭1次。

取穴原理：膻中穴具有宽胸理气、活血通络、清肺止喘等作用。经常刮拭膻中穴，可以益气扶正，激活胸腺，提高抵抗力，预防感冒，促进各脏腑功能。

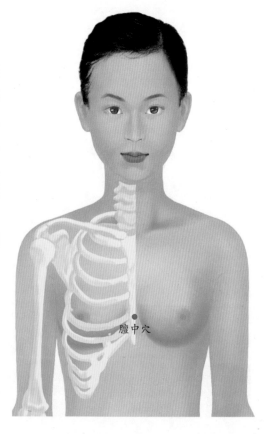

膻中穴

◗ 辅助按摩保健法

按摩部位： 手部、下肢部、脸部。

按摩方法：

1. 双手合掌，两手贴合后对搓，以搓得双手发热为度。亦可一手固定不动，另一手对其搓动。再两手上下交替互擦 1～2 分钟，到手掌发热为度。

2. 先将手掌搓热，然后用两个手掌的指尖向上按住额头，再由上往下、沿着鼻子的两侧至下巴搓摩，直到感觉脸发热为止。每次做 32 次。

◗ 辅助饮食保健法

1.大蒜

每天吃一次或者隔天吃一次大蒜，每次生吃 2～3 瓣，但是注意不要空腹吃。它对一些普通的病毒有杀伤作用，对提高机体免疫力是有好处的。

2.活肤洋参茶

准备西洋参 2～3 片，绿茶适量，水 300 毫升。西洋参和绿茶以热水冲泡，盖上杯盖，等 3～5 分钟即可。经常饮用，可调节免疫机能，抗氧化与防癌。

3.烤子鱼

准备新鲜凤尾鱼 400 克、盐 10 克、鸡精 10 克、鸡汁 100 克、花雕酒 20 克。将凤尾鱼抹上盐、鸡精，浇上鸡汁、花雕酒，腌制 15 分钟后沥干备用。锅中放油，八成热时将腌制好的凤尾鱼下入锅中炸制，炸到金黄色即可。凤尾鱼的营养成分与一般鱼类不同，富含矿物质，特别是微量元素，可增强人体抗感染的能力。另外，还具有补中益气、泻火解毒、活血健脾的功效。

◗ 快速有效的小妙招

1. 慢跑。慢跑是最简单的健身锻炼方法，时间一般在 30 分钟左右，每分钟的速度以 150 米为宜。

2. 晚餐后散步。每天运动 30～40 分钟，每周 5 天，持续 12 周后，免疫细胞数目会增加，抵抗力也相对增强。运动只要心跳加速即可，不可太过激烈或超过 1 小时，那反而会促使身体分泌一些激素，抑制免疫系统。

3. 开怀大笑。笑可以减少压力。另外，研究指出，笑使干扰素明显增加，刺激免疫系统，免疫细胞会因此变得更活跃。

4. 每天花 5 分钟做白日梦。每天 5 分钟，一边深呼吸，一边做白日梦，让令人愉快的画面从脑中飘过，可以增加免疫细胞的活力。

关元穴刮痧
补肾固精

　　传统中医理论认为，肾为先天之本，主藏精，只宜固秘，不宜耗泻。五志过极、惊恐伤肾、体力过劳、精力不足、恣情纵欲，都可导致肾精亏损，肾气不足，封藏失职，而出现遗精、早泄。对此，除不断进行身心调节，解除精神紧张，消除恐惧心理之外，还可以通过刮痧的方法治疗。

　　在人体穴位之中，位于下腹部的关元穴，为男子藏精之处，刮拭这个穴位，有利于补肾固精，强健男性性功能。

◗ 刮痧疗法

　　刮拭穴位：关元穴。

　　刮拭步骤：用面刮法从上向下刮拭，不涂刮痧油，隔衣刮拭，每次5～10下，每日1～2次。也可以每隔7～10日用涂刮痧油法刮拭1次。

　　取穴原理：关元穴具有培元固本、补益下焦之功，凡元气亏损均可使用。经常刮拭关元穴，既可补肾固精，又可清利湿热，闭藏一身之阴精，有利于脑血管、脑神经和泌尿生殖器官健康，预防性机能减退，延缓衰老。

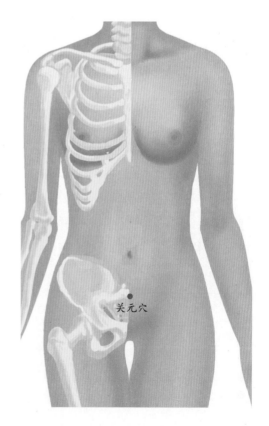

关元穴

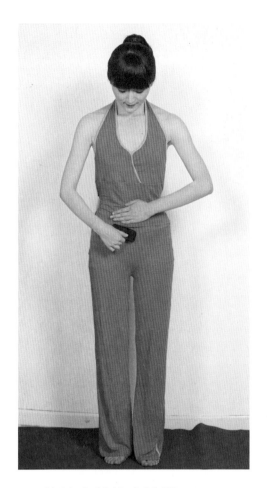

◑ 快速有效的小妙招

适度晒太阳，可以补充体内阳气。这是最自然的壮阳方法，太阳在中医里，象征了阳气的来源。现代科学研究证实，晒太阳能补充维生素D，而维生素D与男性性功能有关。因此对于整天坐在办公室和汽车里的男士们来说，日光浴是非常必要的。

◑ 辅助按摩保健法

按摩部位： 腰部。
按摩方法：

1. 两手掌对搓至手心热后，分别放至腰部，手掌贴向皮肤，上下按摩腰部，至有热感为止。可早晚各1遍，每遍约200次。
2. 将手搓热后，用右手中间3指在丹田处旋转按摩50～60次。

◑ 辅助饮食保健法

1.鲜虾烩韭菜

取鲜虾250克、鲜嫩韭菜100克，植物油、黄酒、酱油、生姜丝、醋各适量。先将鲜虾洗净，去壳取虾仁；韭菜择好洗净，切成3厘米长的小段；炒锅置火上，放油烧热，先煸炒虾仁，加入黄酒、酱油、醋、生姜丝等，稍烹后盛出备用；再将韭菜用植物油煸炒至嫩熟为度，烩入虾仁，炒匀起锅即可。这道菜虾白韭绿，鲜嫩爽口，补肾壮阳。

2.枸杞猪腰粥

将枸杞子10克、猪肾一个（去内膜，切碎）、粳米100克，葱、姜、盐各适量，共煮成粥。经常食用，具有益肾阴、补肾阳、固精强腰的作用，适用于肾虚劳损、阴阳俱亏所致的腰脊疼痛、腰膝酸软、腿足痿弱、头晕耳鸣等。

内关穴刮痧
养心安神

现实生活中，很多人会出现心神不安的现象，如心情烦躁、精神恍惚、心悸易惊、头晕眼花、健忘失眠等，这给人们的生活、工作以及学习造成了很大的影响。

中医指出，引起心神不安的主要原因是阴虚。所谓阴虚，是指精血或津液亏损的病理现象。鉴于此，若想缓解心神不安症状，就需通过缓解阴虚体质来进行治疗。中医临床实践表明，经常刮拭心包经上的内关穴，就可以养心安神，消除心神不安的症状。

◗ 刮痧疗法

刮拭穴位：内关穴。

刮拭步骤：用面刮法或平面按揉法刮拭均可，不涂刮痧油，每次5～10下，每日1～2次。也可以每隔7～10日用涂刮痧油法刮拭1次。

取穴原理：内关穴是心包经别出体表沿肩、臂走向指端的一支上的经穴，所以刮拭内关穴可以治疗手臂内侧的疾病，如手心热、肘臂痛等。另外，由于内关穴是心包经的络穴，而心包与心一体相通，心主血脉，又主神明，所以经常刮拭此穴可强壮心脏功能，养心安神，预防心悸、胸闷、气短，延缓心脏衰老。

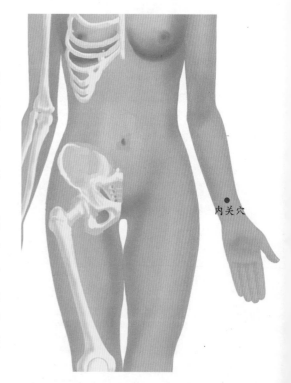

内关穴

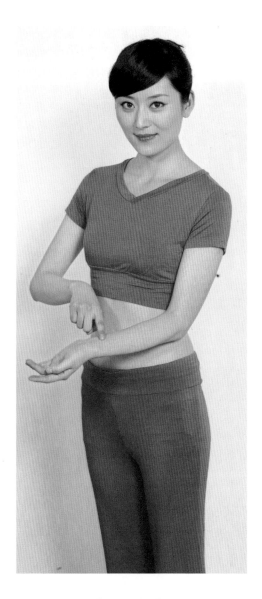

▶ 辅助按摩保健法

按摩部位：胸部。

按摩方法：用右手拇指放在左侧胸大肌外侧，其余四指放在腋窝内，提捏 20 次。左手在右侧胸大肌外侧和腋窝同样操作 20 次。

▶ 辅助饮食保健法

1.小米粥

小米洗净放入锅中，加水煮成粥即可，也可以加一些豆类，可以营养互补。看似普通的小米粥，食用后可以养心安神、镇静安眠，被誉为民间的第一养生佳品。

2.桂圆百合汤

取桂圆肉 250 克，百合 100 克，白砂糖 20 克，先将桂圆去壳、核取肉，百合剥去老皮，在凉水中泡 20 分钟，捞入开水锅中稍烫，再捞入凉水，将桂圆肉和百合放入汤罐子，加入白糖，注入适量清水，搅匀，蒸 20 分钟即可。

3.桂圆莲子山药粥

取莲子 30 克，桂圆肉 30 克，百合 20 克，山药 20 克，红枣 6 枚，粳米 30 克，文火煮粥，食时加红糖调味。早晚食用。适合失眠多梦、心悸健忘、食欲差等症，亦适合病后调养。

● 快速有效的小妙招

用拇指和食指用力按捏对侧中指指尖 20 次，左右交替再做 20 次。中指尖对应头部，通过对大脑反射区的按摩，来调节、改善和修复大脑皮层，起到养心安神的作用。

合谷穴刮痧
养颜美容

　　利用刮痧刺激穴道和经络的方法来促进肌肤美容，在中国已经有几千年的历史了。这样的美容方法既简单有效又不浪费金钱，所以对于爱美人士来说，了解刮痧的技巧、特色，留意需要注意的事项，你就可以放心地享受刮痧带给肌肤的益处了。

　　合谷穴就是一个能够促进面部美容的大穴，刺激合谷穴，能够调理面部肌肤，解决面部痤疮、眼袋、肤质粗糙等诸多问题，对改善气色有着意想不到的神奇效果。

◗ 刮痧疗法

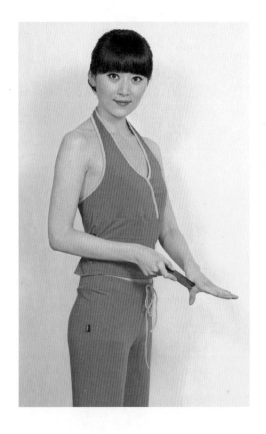

　　刮拭穴位：合谷穴。

　　刮拭步骤：用单角刮法或平面按揉法刮拭。每次5～10下，每天1～2次。

　　取穴原理：合谷为大肠经原穴，属阳主表，有宣泄气中之热、升清降浊、疏风散表、宣通气血之功。又由于大肠经从手走头，凡是颜面上的问题和疾病，合谷穴都有疗效。所以经常刺激合谷穴，可以改善面部血液循环，拥有健康好气色。

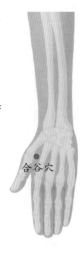

合谷穴

◗ 辅助按摩保健法

按摩部位： 手部、面部。

按摩方法： 按揉合谷穴约 5 分钟；将食指放于四白穴位置上，向两旁分别推至太阳穴，重复约 20 次；由面部内侧向外，以无名指和中指指腹向两旁轻轻推去，每一个地方都要按摩到，来回约 10 次。

◗ 辅助饮食保健法

1.冰糖桂花茶

把酸梅 30 克与红枣 30 克、冰糖 30 克一起放入水中熬煮。熬煮 20 分钟后，滤去残渣，加入桂花 9 克即可。经常饮用此茶，有利于体内酸碱平衡，并改善便秘，让皮肤自然呈现柔嫩光泽，还可以防止肌肤老化。

2.山药瘦肉粥

准备白米 250 克、淮山药 100 克、芡实 30 克、瘦肉 200 克，葱、姜、盐各适量。先将芡实、山药洗净备用，瘦肉洗净，切成小块备用。将白米与芡实煮熟烂后，放入山药、瘦肉、姜，熟后加入葱、盐调味即可食用。容易贫血头晕的女性，很适合食用这道粥来补血益气，气色变好了，皮肤当然也会变得柔软有弹性。

◗ 快速有效的小妙招

1. 用毛巾热敷面部肌肤，可以促使毛孔张开，增加血液循环，让肌肤有弹性，肤色白里透红，肤质也会变得更光滑细腻。

2. 用绿豆粉加水洗脸，可保持面部细润，也有美白、淡化斑点的效用。

3. 以蛋黄、蜂蜜、杏仁油、维生素 E 混合成糊状，敷在脸上 15 分钟，等收干后用水清洗干净即可滋养皮肤。

4. 民间传统药膳"四物汤"（当归、白芍、熟地、川芎），女生经期后食用，可以使气血通顺、脸色红润、肌肤光滑。不过只有月经血色较淡、脸色苍白或萎黄、容易疲倦、头晕、心悸者才适合食用。如果你是胃肠虚弱、容易腹泻，或是服用后感觉口干舌燥、烦躁不安、失眠的人，就可能不太适合，最好请教中医替你调配出最合适的剂量。

劳宫穴刮痧
补心健脑

祖国医学认为心主血脉，即心气能推动血液的运行，从而将营养物质输送到全身。还有"心主神明"的说法，即心气统思考、意志和感情。因此若心气不足，心血少，人就会感到疲劳心慌，身体麻木，甚至出现昏迷的症状。

人体经脉当中的心包经有代心行令的作用，刺激其中的劳宫穴有镇静安神、健脑益智的功效，是帮你解除疲劳、提高工作效率的好方法，还可以治疗心绞痛、昏迷、手指麻木、呕吐等病症。

◗ 刮痧疗法

刮拭部位：劳宫穴。

刮拭步骤：用单角刮法、面刮法或平面按揉法刮拭均可。每次5～10下，每日1～2次。

取穴原理：心属火，劳宫穴也是火性，同气相应。所以经常按压手心劳宫穴，能够养心。紧张的人握拳时按压到劳宫穴，就容易平静下来了。由于心脏强壮，血脉畅行，人脑也会强健，所以当你用脑时间过长，感到疲劳时，只要刺激劳宫穴，就会使你很快恢复精力。

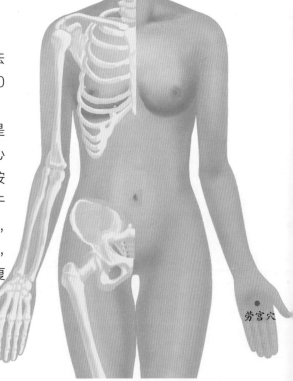

劳宫穴

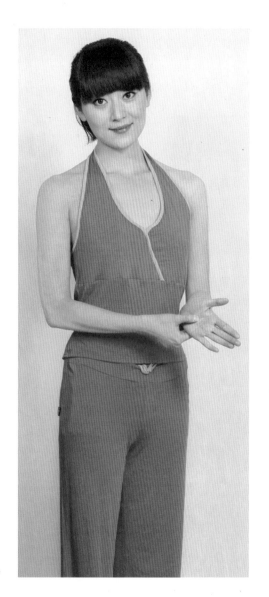

辅助按摩保健法

按摩部位：手部。

按摩方法：用拇指和食指用力按捏对侧中指指尖 20 次，左右交替，能够使人精神焕发，并且对心脑血管疾病有良好的防治作用。

辅助饮食保健法

1.核桃莲子粥

准备核桃仁 30 克、莲子 30 克、糯米 50 克，加水后煮熟即可。核桃仁是理想的养心健脑调补品，也可生吃。

2.核桃龙眼鸡丁

准备核桃仁、桂圆各 10 克，鸡肉 250 克，调料适量。将鸡肉洗净切丁，用料酒、淀粉、酱油拌匀；锅中油热，将葱、姜爆香后，下鸡丁煸炒变色，而后下核桃仁、桂圆等，炒至熟，加食盐、味精调味即可。

快速有效的小妙招

1. 工作或学习疲劳后，合住眼睛休息一会，就会消除疲劳，恢复精神，顿感容光焕发，头脑十分轻松，还有助于排除杂念。或者调节一下环境，如听听音乐、观赏一下绿草、鲜花等，这些活动能使人心情愉快，精神振奋，提高大脑活力。

2. 手指功能的技巧锻炼可促进思维，健脑益智。如用健身球锻炼，即手托两个铁球或两个核桃，不停地在手中转动，长期坚持会有良好的健脑作用。

章门穴刮痧
滋补五脏

　　衰老是自然规律，谁都不可逆转。但是为什么会有不少女人，虽然年华逝去，却依然焕发美丽神采呢？这除了先天遗传和美妆技巧等因素外，人体本身的健康状况，也是影响面部气色的重要因素。

　　因此，要想养颜美容，首先应增强五脏的生理功能，这样才能使容颜靓丽，青春不衰。在人体胸下缘，有一个章门穴，医学实践表明它对于五脏有很好的滋补作用。

刮痧疗法

　　刮拭穴位：章门穴。

　　刮拭步骤：用面刮法从上向下刮拭，每次5～10下，每日1～2次。不涂刮痧油，隔衣刮拭。也可以每隔7～10日用刮痧油法刮拭1次。

　　取穴原理：章门穴位于人体侧腹部，第11肋游离端的下方，可以舒肝健脾，强壮五脏，助脾运化，促进五脏贮藏精气，经常刮拭可以预防五脏疾患，促进五脏疾患康复。

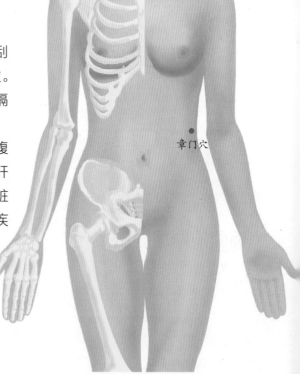

章门穴

▷ 刮痧应用

疏通肝经

经常用刮痧板刮拭身体的两肋部，从期门、章门开始，经过腹部两侧，从腿部内侧一直刮到脚背太冲、行间、大敦。这样刮拭整条肋部的肝经，有利于保持肝经的通畅，促进气血的正常循环。

调理脾脏

先刮后背脾俞穴，从上到下来回刮拭，不要太用力。再从里向外刮章门穴，被刮者将腹部稍微隆起，刮拭的力度要比刮拭脾俞穴轻些，被刮者有酸胀感即可。最后刮血海、阴陵泉和三阴交。刮血海穴有助于调理气血，刮三阴交穴有助于健脾美容，脾虚时，体内水代谢不畅，刮阴陵泉穴，有助于体内水液代谢。

改善抑郁

以补法一次刮拭心俞至脾俞，再刮章门，然后刮神门至内关。刮拭神门、心俞，有助于益心气而宁心神；刮拭脾俞与章门可补益后天之气而安定心神；刮拭内关可镇静安神。

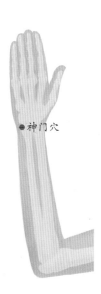

●神门穴

▷ 辅助按摩保健法

按摩部位：头面部。

按摩方法：其方法是双手洗净，摩热，将双手掌面置于鼻子两侧，上下推擦至热。

▷ 辅助饮食保健法

五色豆粥

将绿豆、蚕豆、红豆、黑豆分别淘洗干净，用清水浸泡备用；再将大米淘洗干净；1 片陈皮浸洗刮净。取锅放入清水，煮沸以后加入绿豆、红豆、蚕豆、黑豆、大米及陈皮，用小火慢慢熬煮至粥成，然后以红糖调味后即可。经常食用此粥能滋补五脏。

● 快速有效的小妙招

1. 难受时、委屈时、压抑时就干脆哭出来吧。科学研究表明，眼泪同汗液和尿液一样，里面确实有一些对身体有害的毒素。所以周末的午后看一部悲情的电影，让泪水随着情节流淌是一种主动为五脏排毒的方式。

2. 在日常生活中也应该注意锻炼身体，可散步、慢跑、打太极拳、爬山、游泳等。增强身体素质，提高人体五脏的生理机能。

足三里穴刮痧

延缓衰老

人们都知道，所谓衰老就是人体器官功能衰退的现象。而器官的衰老不是到了老年才发生的，它有个过程。如果在这个过程中，注意维护身体内部各器官的机能，那么虽不能青春永驻，也能延缓身心衰老的速度。

在我们的膝盖下面有一个调肠胃、抗衰老的穴位——足三里穴，它有理脾胃、调气血、补虚损的作用，经常刮拭此穴，可以防治各种常见的老年病，延缓衰老的降临。

刮痧疗法

刮拭穴位：足三里穴。

刮拭步骤：用面刮法从上向下刮拭，或用平面按揉法刮拭，不涂刮痧油，可隔衣刮拭，每次 5～10 下，每日 1～2 次。也可以每隔 7～10 日用刮痧油法刮拭 1 次。

取穴原理：中医药认为胃属土，足三里又为土穴，故土中之真土，后天精华之根，为疏导胃气之枢机。全身气血不和或阳气虚衰引起的病症，尤其是胃经气血不和，刺激足三里都能够进行调整，可以治疗胃痛、呕吐、腹胀、肠鸣、泄泻、便秘等胃肠道的病症。现代医学研究也证实，经常按摩足三里，对消化系统、神经系统、循环系统、内分泌系统都具有调节作用。

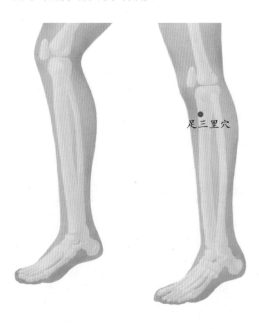

足三里穴

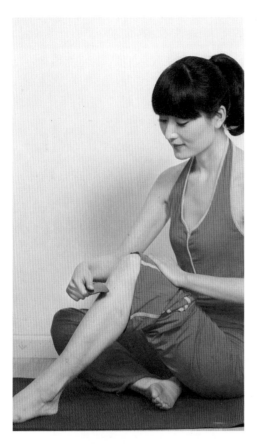

🔴 快速有效的小妙招

1. 可利用泡脚、泡澡来促进体内的血液循环，让你气色变好，还可消除疲劳，减缓衰老。

2. 多吃醋泡食物，比如醋泡花生米、醋泡香菇、醋泡黄豆、醋泡海带等。医学研究发现，醋浸泡的食物有防治疾病的作用，特别是对防治高血压、冠心病、糖尿病、肥胖症、感冒、干咳，以及延缓衰老有特殊作用。

▶ 辅助按摩保健法

按摩部位：腿部。

按摩方法：以双手掌紧夹一侧小腿肚，边转动边搓揉，每侧揉动 20 次左右，然后以同法揉动另一条腿。此法能增强腿力，缓解肌肉疲劳。

▶ 辅助饮食保健法

1.养精首乌红枣粥

先将制首乌 10 克用水煎煮 40 分钟，然后在首乌药液中放入大枣 30 枚、桑葚 10 克及大米 100 克同煮成粥，食前加红糖少许调味，早晚各服 1 次，具有乌发、延缓衰老的作用。

2.抗老胡桃粥

取胡桃肉 20 克，白米 60 克。将胡桃肉捣碎备用。把捣碎后的胡桃肉与白米一起煮成稀粥，早晚当点心食用，可抗衰老、益脑强身。

3.永葆青春茶

将 2～3 片人参、3 朵玫瑰花和适量红枣以热水冲泡。盖上杯盖，等 3～5 分钟，即可饮用。经常饮用，可以延缓老化，减缓更年期的到来，还具有养护元气和美颜的效果。

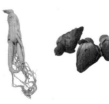

阳陵泉穴刮痧
养筋骨，利肝胆

中医有"外伤阳陵泉"之说，也就是一切筋的毛病都可以找阳陵泉穴。因为阳陵泉是八会穴的筋会穴，它有疏筋脉的作用，能够驱腿膝风邪，主治膝关节痛、坐骨神经痛等疾病。

阳陵泉是胆经的合穴，有清胆热、疏湿滞的作用，可以防治湿热内蕴而引起的肝胆湿热证。阳陵泉是一个很重要的穴位，通过对它进行刮痧，可以起到养筋骨、利肝胆的作用。

◗ 刮痧疗法

刮拭穴位：阳陵泉穴。

刮拭步骤：用面刮法从上向下刮拭，或用平面按揉法刮拭，不涂刮痧油，隔衣刮拭，每次 5～10 下，每日 1～2 次。也可以每隔 7～10 日用刮痧油法刮拭 1 次。

取穴原理：阳陵泉位于膝下，是八会穴的筋会穴，可以疏筋活络，治疗全身有关筋骨的病症，尤其对于下肢的麻痹、疼痛、水肿、膝关节屈伸不利等病症效果很好。阳陵泉又是胆经的下合穴，可以疏通肝胆经气血，并且能补益肝气，刺激阳陵泉可以缓解老年人常有的气机不通、肝肾亏虚的问题。

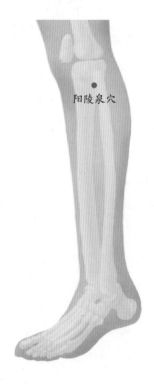

阳陵泉穴

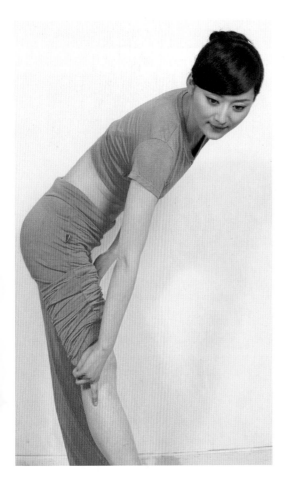

洗净；把花生、红枣、陈皮、姜片和清水放进瓦煲，煮沸后放入牛肉再次烧开，转小火煲两个小时。倒入适量淡牛奶，下盐调味即可。这道营养丰富的汤，具有补血养颜、滋养脾胃、益气补虚、强健筋骨的功效。

2.桑葚牛骨汤

准备桑葚子 25 克，牛骨 500 克，黄酒、白糖、生姜、葱各适量。将桑葚子洗净，加黄酒、白糖少许，蒸制，另将牛骨置锅中，水煮开后去浮沫，加入姜、葱再煮。见牛骨发白时，加入已蒸制的桑葚子，开锅后去浮沫，调味后即可服用。

3.排骨萝卜海带汤

准备排骨 250 克，白萝卜 250克，水发海带 50 克，黄酒、姜、精盐、味精各适量。排骨加水煮沸去掉浮沫，加上姜片、黄酒，小火炖熟。熟后加入萝卜丝，再煮 5～10 分钟，调味后放入海带丝、盐、味精，煮沸即可。

◗ 辅助按摩保健法

按摩部位：腿部。

按摩方法：取坐位，两手掌心紧按膝盖骨，先同时向内旋转按揉 20 次，然后再向外同法操作。

◗ 辅助饮食保健法

1.花生牛肉汤

将牛肉洗净切块；陈皮洗净泡软，刮去内瓤；红枣洗净，拍扁去核；花生

◦ 快速有效的小妙招

每天坚持"日行一万步"，使全身关节筋骨得到适度运动，气血流通，经络畅达，"利关节而养筋骨，畅神智而益五脏"，持之以恒就能强身健体，益寿延年。

涌泉穴刮痧
强身补肾

中医认为，任何一种疾病延续的时间长了，最终都会累及肾，导致肾气亏损。《黄帝内经》中说："肾出于涌泉，涌泉者，足心也。"意思是说：肾经之气犹如源泉之水，来源于足下，涌出灌溉周身四肢各处。而足下这个肾气的源泉就是涌泉穴。

经常刮拭涌泉穴，可以使整个足底发热，畅通全身气血，达到补肾的目的。肾水充足，则可滋润五脏六腑，促进新陈代谢，滋阴降火，改善疲乏、无力、虚劳和神经衰弱等，达到强身的目的。

刮痧疗法

刮拭穴位：涌泉穴。

刮拭步骤：用面刮法或单角刮法刮拭，不涂刮痧油，每次5～10下，每日1～2次。也可以涂刮痧油或刮痧乳将涌泉穴和整个足底刮热。

取穴原理：人体穴位当中的涌泉穴是肾经经气最为旺盛之处，因此通过对涌泉穴进行刮痧，可以达到对肾、肾经很好的调整治疗作用。又由于足底部含有丰富的末梢神经网，以及毛细血管、毛细淋巴管等，刮拭涌泉穴可以加强它们之间的相互联系，有效地改善局部毛细血管、毛细淋巴管的通透性，从而促进血液、淋巴液在体内的循环，调整整个人体的代谢过程，强健体魄。

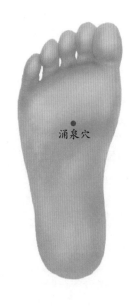

涌泉穴

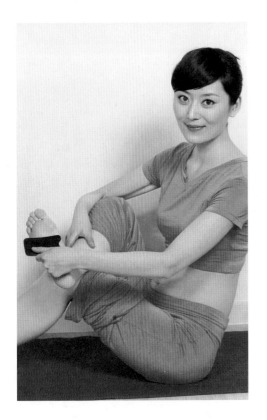

辅助按摩保健法

按摩部位：足部、腰部。

按摩方法：

1. 每天晚上临睡前，用温水泡脚，边洗边用手摩擦双脚，约 15 分钟后擦干。然后先将左脚抬起，搁在右腿膝部，用左手握左脚趾，尽力往外扳，用右手擦足底心，擦至发热为止，然后换脚做同样的动作。

2. 手臂往后用两拇指的掌关节突出部位按摩腰眼，向内做环形旋转按摩，逐渐用力，至出现酸胀感为宜，持续按摩 10 分钟左右，早、中、晚各 1 次。

辅助饮食保健法

1.板栗粥

用 100 克粳米加入 3～5 粒生板栗煮成粥，粥熟后加入适量盐（因为咸味是入肾经的，这样可以起到"引经"的作用，治疗效果会更好）调味即可。每天食用 1～2 次，可以缓解因肾虚引起的腰腿酸痛。

2.杜仲炒腰花

杜仲 12 克，煎煮滤汁备用；猪腰一对，去内膜，切为腰花；炒锅内加油，放入腰花爆炒，然后加杜仲药液翻炒，再加葱、姜、盐爆炒后即可食用。这道菜有补肝肾、强筋骨、降血压的作用，适用于中老年人因肝肾不足所致的肾虚腰痛、腰膝无力、头晕耳鸣、高血压。

快速有效的小妙招

1. 每日食用小火煮的黑豆，或用纱布蘸熬黑豆的水热敷酸痛的腰部，对肾脏虚弱、容易浮肿、经常疲倦以及患有风湿病的人非常有效。

2. 吞津养肾，口腔中的唾液分为两部分：清稀的为涎，由脾所主；稠厚的为唾，由肾所主。吞咽津液可以滋养肾精，起到保肾作用。

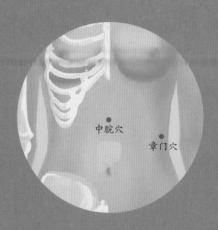

中脘穴

章门穴

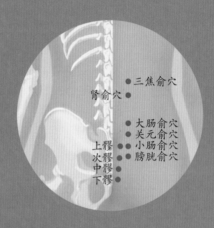

三焦俞穴

肾俞穴

大肠俞穴

关元俞穴

上髎

次髎

中髎

下髎

小肠俞穴

膀胱俞穴

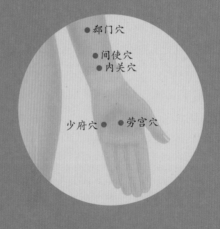

郄门穴

间使穴

内关穴

少府穴　　劳宫穴

第 **3** 章

防病刮痧，
将疾病拒之门外

『上工治未病』，这是最佳的养生保健效果。刮痧能够提高人体的免疫力、增强人的体质、促进人的消化吸收功能，可以有效预防各种疾病的发生，给你一个健康的体魄。

排毒祛火
清热，排毒，祛火

中医认为，毒是指所有对人体有不良影响的物质，如代谢产物、自由基、宿便、胆固醇、脂肪、尿酸、乳酸、水毒和瘀血等，症状表现为早衰、口臭、便秘、肥胖、水肿等；火是指身体内某些热性的症状，而上火也就是人体阴阳失衡后出现的内热证。症状包括眼睛红肿、口角糜烂、尿黄和牙齿肿痛等。

刮痧保健法不仅能将体内毒素以痧的形式排出体外，达到净化血液进而排除毒素的目的，还可以调整、改善脏腑功能，使人体阴阳得到平衡，进而达到祛火之功效。

◗ 刮痧疗法

刮拭部位：足太阳膀胱经、足厥阴肝经。

刮拭步骤：

1 以角刮法自上而下沿肾俞穴、三焦俞穴、大肠俞穴、关元俞穴、小肠俞穴、膀胱俞穴至上髎、次髎、中髎、下髎穴刮拭膀胱经。

2 以疏理经气法自上而下沿足五里穴、阴包穴、曲泉穴、中封穴至行间穴刮拭足厥阴肝经。

◗ 快速有效的小妙招

热水泡脚加足部按摩：热水泡脚能加快血液循环，在血管膨胀的同时进行足部按摩，用手指由脚趾后骨缝约两指的距离处推至第 2、第 3 脚趾缝处的内庭穴，单方向每次推约 3 分钟，排毒祛火的效果较好。

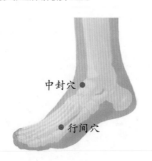

中封穴

行间穴

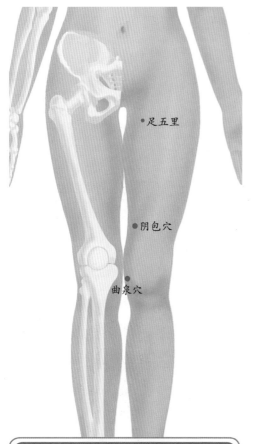

足五里

阴包穴

曲泉穴

辅助按摩保健法

按摩部位：天枢穴、三阴交穴、曲池穴。

按摩方法：

1. 每顿饭后 40 分钟左右，以手指顺时针按摩腹部两侧天枢穴以及腿部三阴交穴，各 3 分钟，可使肠胃畅通，此法能有效治疗便秘。
2. 以指尖按揉双臂两侧的曲池穴，每次 3 分钟，可随时按揉。此法能治疗人体因过多摄取燥性食物而造成的便秘，起到清热祛火的作用。

辅助饮食保健法

1.绿豆粥

取石膏粉 30 克，粳米、绿豆各适量。先用水煎煮石膏，然后过滤去渣，取其清液，再加入粳米、绿豆煮粥食之。此方可有效缓解便秘、腹胀、口干口苦、大便干硬等症状，帮助人体排除毒素、祛除火气。

2.凉拌菠菜

将菠菜用水洗净，再用热水汆一下，然后用凉水将汆过的菠菜过凉，捞出切成小段，放入瓷器中，加入芥末、醋、盐、芝麻酱等调料待用。将细粉丝剪成长段，用水焯一下，放入芥末菠菜中搅拌均匀，即可食用。

⊙ 刮痧原理

中医强调的排毒祛火是指从大小便通畅着手，并调整人体脏腑功能使其阴阳达到平衡。足太阳膀胱经主要负责储存和排泄尿液，是人体内最大的排毒通道，所有的毒素最终都要由膀胱经排出，刮拭骶部膀胱经上的诸多穴位可起到通便利尿之功效；足厥阴肝经主肝、主疏泄，决定着人体的情志变化，疏理此经脉可利尿祛火，最终排出体内的毒素。

增进食欲
加强胃肠功能

　　中医认为，食欲不振是由于人体脾胃失调导致的消化系统功能紊乱，如长久不加治疗将为肠胃疾病等埋下隐患。刮痧疗法可以对人体的脾胃功能起到良性的双向调节作用，并能有效地促进胃液分泌、增强胃肠蠕动、加强胃肠的消化能力，进而达到增进食欲的目的。

▶ 刮痧疗法

　　刮拭部位：背部、胸腹部。

　　刮拭步骤：

1 以面刮法和双角刮法自上而下刮拭背部脊柱双侧的脾俞穴和胃俞穴；以平刮法由内而外顺着肋骨走向刮拭背部左侧的脾脏和胰腺体表投影区。

2 以平刮法自上而下刮拭胃部体表投影区，其中，重点要刮拭中脘穴和章门穴。

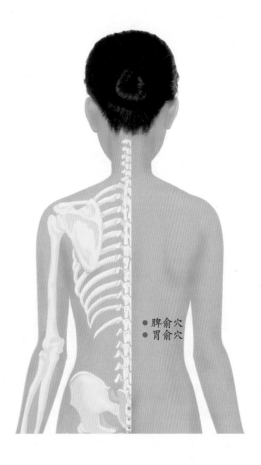

● 脾俞穴
● 胃俞穴

◉ 刮痧原理

　　中医理论认为，脾与胃相表里，脾主升清，胃气以降为和。刮拭背部脾俞穴、胃俞穴可维持和促进消化系统的生理功能，延缓脾胃的衰老；刮拭胸腹部可起到调整脏腑功能、增强胃肠蠕动进而增进食欲的功效。

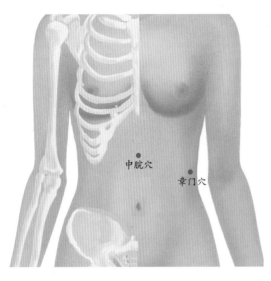

中脘穴
章门穴

◐ 辅助按摩保健法

按摩部位： 手部、足部。

按摩方法：

1. 用大拇指重力点按三间穴，5～8下歇一次，反复点按3分钟。坚持此法按摩可以改善肠胃不适和消化不良等症，进而达到增进食欲的目的。

2. 用大拇指点按或推揉足部肝胆反射区，每区各2分钟，力度可逐渐加大。坚持此法按摩可以增强肝脏功能，对增强脾胃的消化功能有显著效果，能有效防治食欲不振等症。

◐ 辅助饮食保健法

1.香附根白酒方

取香附根60克，水和低度白酒各250毫升。浸泡5天，即可饮用。香附根能有效治疗肝胃不和等症，少

量低度白酒可起到增进食欲、助药力的作用。

2.山药茯苓包子

取山药粉、茯苓粉各200克，面粉500克，白糖300克，食用碱、猪油、果料各适量。将山药粉、茯苓粉放入碗中，加适量水调成糊状，蒸30分钟，加猪油、白糖、果料，调成馅状；将面粉发酵，放入适量食用碱，把馅包入面皮中，做成包子，蒸熟即可食用。此方具有益脾和胃的疗效，对于脾胃虚弱、食欲不振等病患者有显著疗效。

● 快速有效的小妙招

1. 扶椅悬空：首先坐在椅子上，活动双手指尖，然后双手扶住椅子、双腿平伸，同时以手臂支撑，将身体悬空，5秒后慢慢落在椅子上，反复5次。活动时，可依据个人体力状况的不同稍微休息一下再进行。此法可刺激分布于食指的大肠经、增强胃肠功能，能有效地增进食欲。

2. 适量喝点葡萄酒。葡萄酒能刺激胃分泌胃液，可调节结肠的功能，适量喝点葡萄酒，对促进食欲、防止便秘有益。

提高听力
补益肝肾，开窍聪耳

中医认为，正常的听觉功能与心、肾、肝、脾、肺紧密相关，尤其是肾和肝。中老年人随着肾、肝等功能的衰退，开始出现耳聋、耳鸣、听力减退等症；而一些年轻人，往往由于生活在过于嘈杂的环境中，长期使用耳机，导致听觉器官遭受过度的刺激，以致其听力严重减退。

听力的减退会影响人们的心情以及正常的人际交往。因此，提高听力不管对于老年人还是年轻人都是很有必要的。刮痧疗法能有效地预防和缓解听力减退症状，进而达到提高听力的目的。

◗ 刮痧疗法

刮拭部位：头面部、躯干部、四肢。

刮拭步骤：

1 用刮痧板以平面按揉法依次按揉听宫穴、听会穴、耳门穴、角孙穴以及翳风穴。

2 以面刮法自上而下刮拭背部肝胆及肾脏脊椎对应区，重点刮拭肝俞穴、胆俞穴、魂门穴以及三焦俞穴、肾俞穴、志室穴。

3 以疏理经气法自上而下由小海穴至关冲穴刮拭上肢外侧的三焦经，其中，重点刮拭关冲穴；以疏理经气法自上而下由阳陵泉穴至足窍阴穴刮拭下肢胆经，其中，重点刮拭足窍阴穴。

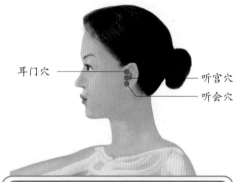

耳门穴

听宫穴

听会穴

◖ 刮痧原理

刮拭头面部上述穴位，有疏筋活络、开窍聪耳的作用；刮拭背部能益肾固精、清热利湿，可有效地提高听力、预防耳鸣、耳聋等症；刮拭四肢可舒肝利胆、调理气血，又可平肝息风、聪耳明目，进而达到预防听力减退、提高听力的目的。

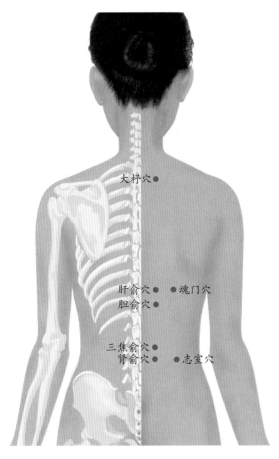

大杼穴●

肝俞穴●　●魂门穴
胆俞穴●

三焦俞穴●　●志室穴
肾俞穴●

◗ 辅助按摩保健法

按摩部位：耳部、手部。

按摩方法：

1. 按摩耳垂前后的翳风穴和听会穴，早晚各按摩 1 次，每次 5 ～ 10 分钟。按摩耳垂可以增加内耳的血液循环，进而起到保护听力、加强听觉的作用。

2. 用大拇指和食指依次轻轻揉搓无名指与小指，3 ～ 5 分钟为宜。无名指与小指的指根为耳反射区，经常按摩能加强听觉；用大拇指指腹自

上而下按揉手掌部的肾反射区，重点按揉劳宫穴，以 3 ～ 5 分钟为宜。肾反射区的劳宫穴是治疗人体心病的主穴之一，可清心泻火，在此处进行按摩对预防耳聋、耳鸣、听力衰退等有很好的辅助效果。

◗ 辅助饮食保健法

小米柿饼核桃仁粥

取小米 80 克，柿饼 30 克，核桃仁 30 克。小米淘洗干净备用，柿饼去蒂切块，核桃仁大块掰成小块备用。锅内加水 1000 毫升，煮沸后将 3 种原料放入，大火煮沸后改小火熬成粥。小米可补虚损、清虚热；柿饼具有补脾胃、益肝肾、聪耳目、润肺肠等功效，适用于脾胃虚弱、头晕耳鸣等症；核桃是滋补强壮药，对神经性耳聋特别有益。三者共熬成粥具有清热、润燥的作用，对虚热上火所致的耳鸣有很好的疗效。

◖ 快速有效的小妙招

摩擦耳屏生热：以双手小鱼际快速而有节奏地摩擦耳屏，至有透热感为度，手法宜轻柔。摩擦耳屏处可以调理气血，能开九窍，同时有益五脏，每天坚持可有效治疗耳鸣以及各种听觉障碍，进而起到提高听力的作用。

缓解眼疲劳
活血明目，养血安神

　　眼疲劳是一种眼科常见病，通常是由于用眼过度，或长时间看电视、电脑屏幕等有一定辐射性的物体所导致。眼疲劳的症状多种多样，常见的主要有眼干、眼涩、眼酸胀，视物模糊，甚至视力下降等，这些症状直接影响着人们的工作与生活。

　　缓解和治疗眼疲劳，最直接有效的方法就是用滴眼液。但是，经常使用滴眼液对眼睛也有一定损害。因此，建议大家采用安全有效的方法来缓解眼疲劳，比如保健刮痧疗法。

▶ 刮痧疗法

　　刮拭部位：眼反射区、肝反射区、商阳穴。

　　刮拭步骤：

1 刮痧时，用刮痧板以平面按揉法刺激手掌上的眼反射区3～5分钟，力度要尽量重。

2 用刮痧板以点按法重力刺激手掌上的肝反射区，时间以3～5分钟为宜。按摩力度则要尽量重。

3 用刮痧板以点按法刺激商阳穴3～5分钟。

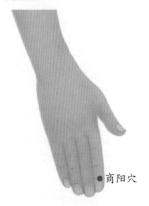

● 商阳穴

⊙ 刮痧原理

　　刮拭眼反射区，可以明目定志，养血安神，缓解睫状肌痉挛，对缓解眼疲劳有良好的作用；刮拭肝反射区，具有舒肝理气的作用，对眼部病症有效；刮拭商阳穴，具有泻热、开窍、利咽喉的功效。经常刺激，还具有抗衰老的作用。

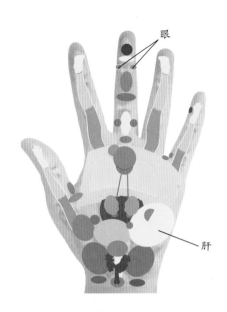

眼

肝

◗ 辅助按摩保健法

按摩部位：耳部。

按摩方法：

双手用力向下牵拉耳垂 15 ～ 20 次，此法简单易行，疗效显著。耳垂上多为头面部穴位区，经常按摩对缓解视觉疲劳、眩晕等有很好的效果。

◗ 辅助饮食保健法

1.黑豆核桃冲牛奶

将 500 克黑豆炒熟，待冷却后，磨成粉；核桃仁 500 克炒微焦去衣，待冷后捣成泥状。取以上两种食品各 1 匙，冲入煮沸过的 1 杯牛奶后，再加入 1 匙蜂蜜，每天早晨或早餐后服用，或与早点共食。此方能增强眼部肌力，加强调节功能，改善眼疲劳的症状。

2.枸杞桑葚粥

取枸杞子 5 克，桑葚子 5 克，山药 5 克，红枣 5 个，粳米 100 克。将上述原料洗净，熬成粥食用。此方中的枸杞子、桑葚子能补肝肾，山药、红枣健脾胃。视力疲劳者如能每日早晚两餐，经常食用，既能消除眼疲劳症状，又能增强体质。

● 快速有效的小妙招

1. 转眼睛。疲劳时，让眼睛向左右各旋转 20 次，眼睛依次看向左、右、左上、右上、左下、右下，然后闭眼休息几秒。

2. 足浴法。将黑豆 100 克、枸杞子 20 克、小红枣 20 枚洗净，加适量清水煎煮 30 分钟，然后去渣取汁，与 2000 毫升开水一起倒入盆中，先熏蒸，待水温适宜时可浸泡双脚。每天 1 次，每次 40 分钟。此法具有滋养肝肾、补益心脾的作用，适用于视力下降、神疲乏力等症。

3. 摩擦双手，直至它们发热为止。然后，闭上双眼，用手掌盖住眼部，勿压迫双眼，盖住即可。深缓地呼吸，并想象黑暗。每天这样做 20 分钟，有助于减轻眼部疲劳。

消除大脑疲劳
健脑益智，缓解脑疲劳

　　长时间的连续工作，或突然受精神刺激，或长期焦虑，或饥饿和饱食后用脑等都可引起大脑疲劳，常表现为头昏脑涨、头痛、失眠、记忆力减退等症状。鉴于此，平时注意缓解大脑疲劳，进行脑保健非常重要。

　　至于消除大脑疲劳的方法，可谓繁杂。不过，其中最为有效的方法当属刮痧疗法。此外，科学用脑，避免过度用脑，也是消除大脑疲劳的关键所在。

◗ 刮痧疗法

　　刮拭部位：百会穴、四神聪、头维穴至风池穴、太阳穴。

　　刮拭步骤：

1 以平补平泻法先刮百会穴及四神聪穴，再从头维穴刮至风池穴，重点是刮拭头维穴和风池穴。

2 用刮痧板点按太阳穴。

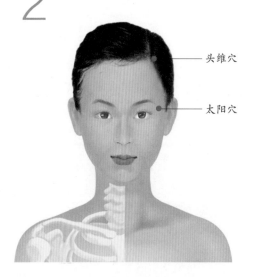

头维穴

太阳穴

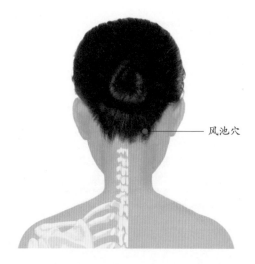

风池穴

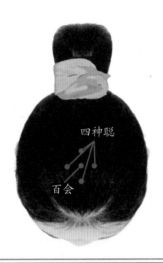

四神聪

百会

◎ 刮痧原理

"头为诸阳之会"，对头部各穴位刮痧，能促进头部血液循环，改善大脑供血，进而使头脑清醒，缓解大脑疲劳。此外，还有利于增强记忆力。

▶ 辅助按摩保健法

按摩部位：手部大脑反射区。

按摩方法：

用拇指指腹掐揉大脑反射区，力度以能忍耐为宜，反复掐揉 3 分钟。掐揉大脑反射区能调节脑功能、补气益血、抗疲劳。此法还具有增强记忆力、健脑益智的功效。

▶ 辅助饮食保健法

1.枣仁莲子粥

取酸枣仁 10 克，莲子 20 克，枸杞 20 克，粳米 100 克。将以上食材全部洗净，加水共同煮粥，可适量加糖。此粥可经常食用，具有安神、补脑之效。

2.蒸甲鱼

取活甲鱼 1 只，大红枣 15 枚，料酒、葱、姜、蒜等调味品各适量。先将处理干净的甲鱼肉剁成 4 大块，再与已用水泡开的红枣共入大汤碗中，加水适量，并放入各种调味品。上笼后隔水蒸 1～2 个小时即成，可佐餐常食。该药膳可增强体力，消除疲劳。

◯ 快速有效的小妙招

1. 大拇指做 360°的旋转画圆运动，顺时针、逆时针各转 1 分钟。此动作可以刺激拇指上的大脑、垂体、颈项以及甲状腺等反射区，能调节神经系统的功能，具有增强神经、肌肉耐劳作性的作用，有助于消除大脑疲劳。

2. 将两手用力搓热（搓热了效果才好），然后两手十指交叉叠放在后脑部（如同枕枕头一样），背部靠在椅背上。很快，后脑就会感觉温热，如温水沐浴般舒适，几分钟就可消除大脑疲劳。

3. 将双手掌相对搓热，然后由前额处经鼻两侧向下至脸颊部，再向上至前额处，做上下方向的搓脸动作 36 次。

畅通血脉
行气，活血，通络

　　脉络瘀塞会导致血流不畅、血瘀或供血不足等，轻者会导致手足冰冷现象，重者会引起所在部位脏腑组织的急性缺血或慢性缺血，常见临床病症如急性心肌梗死、脑梗死等。

　　中医认为，血藏于肝，统于脾，布于肺，根于肾，血脉共主于心。刮痧疗法除了能促进人体血液循环、保持血脉畅通外，还能维持人体五脏的正常生理功能，使之相互协调，让气血通达五脏六腑，最终恢复人体的自愈能力。

◗ 刮痧疗法

　　刮拭部位：背部、胸部、四肢。

　　刮拭步骤：

1 以面刮法及双角刮法自上而下刮拭背部肺脏和心脏脊椎对应区。其中，重点刮拭肺俞穴和心俞穴。

2 以平刮法由内而外顺着肋骨走向刮拭胸部的心脏体表投影区及胸部两侧肺脏体表投影区；以单角刮法自上而下刮拭肺经的中府穴和任脉的膻中穴、巨阙穴。

3 以拍打法定期拍打肘窝的尺泽穴、曲泽穴、少海穴以及膝窝的委中穴、委阳穴、阴谷穴，一般以3～6个月一次为宜。

4 以平面按揉法按揉手掌及足底的心脏、肝脏和肺脏全息穴区。

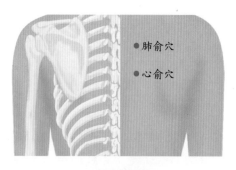

　●肺俞穴
　●心俞穴

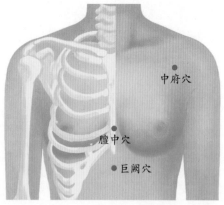

　●中府穴
　●膻中穴
　●巨阙穴

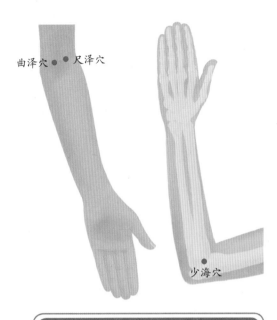

曲泽穴　尺泽穴

少海穴

刮痧原理

　　刮拭背部及胸部有行气宣肺、安神宁心之功效，能预防心、肺等脏腑组织因血脉不畅导致的供血不足，进而避免急性心肌梗死、动脉硬化性脑梗死等疾病的发生；定期拍打肘窝、膝窝有疏经理气、活血化瘀之功效，能使人体血脉畅通；刮拭手足部上述全息穴区可增强相应的脏腑功能，同时又能起到疏通经络、促进血液循环的作用，可有效预防因血脉不畅导致的各种疾病。

辅助按摩保健法

　　按摩部位：腹部。
　　按摩方法：
　　按摩前应排空小便，洗净双手；仰卧床上，两膝屈曲，全身放松，左手按在腹部，手心对着肚脐，右手叠放在左手上；先顺时针绕脐揉腹 50 次，再逆时针按揉 50 次；按揉过程中，呼吸节奏要自然，力度要适中。此法能平息肝火、畅通血脉，对血脉不畅引起的各种疾病能起到良好的辅助治疗疗效。

辅助饮食保健法

黑木耳红枣汤

　　取黑木耳 50 克，红枣 20 枚。将黑木耳洗净，红枣去核，共放入锅中，加水适量，煮约 1 小时，早晚饮用。中医认为，黑木耳能畅通血脉，红枣可补脾益气，协助黑木耳发挥活血祛瘀的作用，让血液正常运行。因本方有活血的作用，故孕妇须慎用。

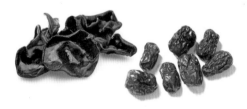

快速有效的小妙招

　　足浴法：用热水或同温度的药物汤液浸浴双足，温度以 35℃～50℃为宜，每日 1～2 次，每次 30 分钟。此法可促进血液循环，增强新陈代谢，消除疲劳，改善睡眠，进而达到畅通经脉、调理脏腑、祛病强身的目的。

手足怕冷
温阳益气，活血通脉

　　手足怕冷的症状普遍存在于老年人、妇女以及部分亚健康人群当中，一般表现为畏寒怕冷、手足不温、脉象沉细，易感风、寒、湿邪，部分人还伴有精神不振等症状。中医认为，手足怕冷是人体内部阴阳失衡、脾胃不和、气血不足或肾虚等证候的表现。

　　采用简单的刮痧保健法便可平衡人体阴阳、调节脾胃、补充气血、益肾补阳，进而达到护阳气、暖手足之目的。

◗ 刮痧疗法

刮拭部位：手部、足部。

刮拭步骤：

1 用刮痧板的凹槽从指根向指尖刮拭各个手指，直至手指发热；以面刮法刮拭全手掌，至发热为止。

2 以面刮法自上而下刮拭足背及足底。

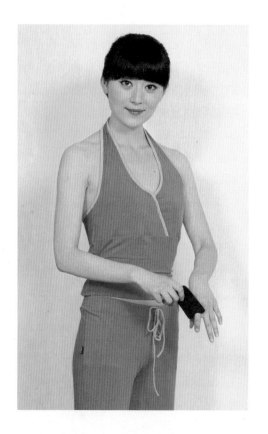

◉ 刮痧原理

　　中医认为，手脚等末梢部位血流不畅致使末梢神经的排泄物不能充分排出是导致手足怕冷的直接原因。刮拭手部和足部可以起到疏筋活血、祛寒保暖的功效。

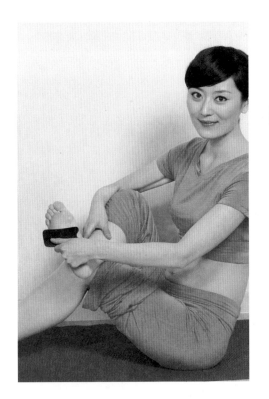

◗ 辅助按摩保健法

按摩部位：手部、足部。

按摩方法：

1. 以右手大拇指指腹按压左手阳池穴。再换左手按压右手阳池穴，两手交替进行，按压力度不宜过大，可慢速、长时间按摩。每天 3 ～ 5 次，每次 5 ～ 10 分钟。

2. 手握拳，轻快有节奏地敲打脚底 8 ～ 10 次；以拇指和食指逐一揉捏各脚趾 3 ～ 5 遍；以拇指指腹紧贴脚底来回推摩，至脚底发热为止；以食指关节按摩足底肝脏和肾脏反射区 8 ～ 10 次，力度易重不宜轻。

此法不仅能放松精神、消除筋骨疲劳，也可促进血液循环和新陈代谢，从而缓解手足怕冷的症状。

◗ 辅助饮食保健法

1.谷糠苁蓉粥

取谷糠 20 克，肉苁蓉 15 克，仙茅 10 克，粳米 100 克。将谷糠、肉苁蓉和仙茅一起入锅，加适量清水煎煮 30 分钟，水开后去渣取汁；用此药汁与粳米一起入锅煮粥，待米熟就可以食用了。此粥可每 3 天吃 1 次，分早晚 2 次食用。此方有益肾健脾的功效，特别适合有畏寒倦怠、肢冷腹泻、易于感冒等症状的患者食用。

2.枸杞老姜茶

准备老姜一块、枸杞 50 克、红糖 50 克、水 500 克，将老姜、枸杞洗净，所有材料放入锅内中火煮约 15 分钟即可。此茶具有益气补血、健脾暖胃的作用。

● 快速有效的小妙招

夹搓双耳：双手张开，分别以食指和中指夹住双耳，上下搓擦至双耳发热为佳。此法可活血化瘀、温通经络，能快速使人体产生热感。

强健骨骼
疏筋健骨，强腰补肾

中医认为，骨里藏髓，髓生于精，而精藏于肾，故肾主骨。即肾旺则骨骼强壮有力，肾虚则骨骼软化衰老，肾决定着人体的生长发育与运动能力。

生活中常见一些现象，如小儿生牙过晚，发育迟缓；青少年易患佝偻病，骨软无力；成年人容易腰膝酸软，四肢无力；老年人易骨折，骨质疏松等。从中医角度讲，这些皆由肾精不足、骨髓空虚、骨骼失养所致。采用简单的刮痧保健疗法就可以有效地起到预防与保健作用。

▷刮痧疗法

刮拭部位：背部、腰腹部、手足部。

刮拭步骤：

1 以面刮法自上而下刮拭背部膀胱经。其中，重点刮拭大杼穴、肝俞穴、脾俞穴、肾俞穴、魂门穴、意舍穴及志室穴。

2 以双角刮法和面刮法自上而下刮拭脊柱。其中，脊椎的棘突与横突之间的部位用双角刮法；脊椎的棘突与两侧肌肉部位用面刮法。因脊柱较长，可分为颈椎、胸椎、腰椎3段依次进行刮拭。

3 以面刮法自上而下刮拭腰腹部期门穴、章门穴及京门穴。

4 以平刮法沿手腕至中指指根方向刮拭手背上的脊椎全息穴区；同样以平面刮法沿足部大趾趾根至脚后跟方向刮拭足弓上的脊椎全息穴区。

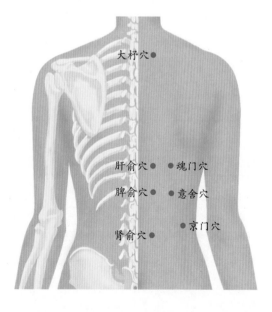

大杼穴●

肝俞穴● ●魂门穴

脾俞穴● ●意舍穴

●京门穴

肾俞穴●

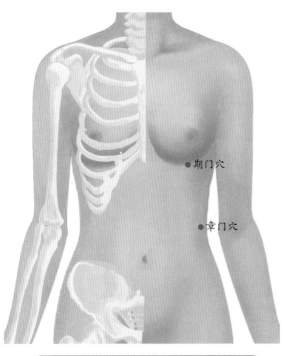

●期门穴

●章门穴

⊙ 刮痧原理

　　刮拭背部膀胱经可疏筋活血、强腰补肾，同时能有效缓解肩、颈、腰等部位的肌肉疼痛症状，可预防肩、颈、腰等骨关节疾病及促进骨关节病的康复；刮拭脊柱及手足部脊椎全息穴区可以有效维持脊椎以及脊椎各关节的稳定性，进而预防因脊椎发育不良造成的各种疾病，如佝偻病等；刮拭腰腹部诸穴位有舒肝健脾、和胃降逆及强腰益肾的功效，有助于调节脏腑功能，平衡阴阳，进而从根本上达到强健骨骼的目的，并有效地预防和缓解腰酸背痛等症状。

◗辅助饮食保健法

1.桑葚牛骨汤

　　取桑葚 25 克，牛骨 500 克，葱 10 克，姜 5 克，盐 3 克，料酒 10 克，白砂糖 2 克。将桑葚洗净，加料酒和白砂糖，上锅蒸一下备用；然后将牛骨洗净，砸断，放入锅内，加适量清水煮开后撇去浮沫，加姜、葱再煮至牛骨发白；捞出牛骨，加入蒸好的桑葚继续煮，开锅后再撇去浮沫，加盐调味即可。桑葚具有补肝益肾的功效，牛骨含有丰富的钙质和胶原蛋白，能促进骨骼生长，此方能滋阴补血，益肾强筋，可有效预防骨骼发育不良、骨骼老化等现象。

2.牛奶核桃粉

　　取牛奶 250 毫升，核桃仁 20 克，蜂蜜 20 克。先将核桃仁洗净，晾干，研成粗末，备用，牛奶放入砂锅，用小火煮沸，调入核桃仁粉，拌匀，再煮至沸，停火，稍凉后加入蜂蜜，搅拌均匀即成。宜于每日清晨服用。本食疗方对肾阳虚型骨质疏松症尤为适宜。

● 快速有效的小妙招

　　日光浴：有太阳的天气，享受 15～30 分钟的日照，日光照射可促使人体自身合成维生素 D，而维生素 D 可加速人体对钙的吸收，长期坚持日光浴可有效地预防佝偻病、骨质疏松等症的发生。

腰酸背痛
活血化瘀，通络止痛

　　腰酸背痛历来就是一种难以医治的顽症，患者常感到腰肢酸软、背部疼痛、身体僵硬乏力，同时会出现不同程度的下肢无力及精神疲劳等症状。现今社会，随着人们生活节奏日益加快，腰酸背痛已不仅仅是困扰着中老年人的常见病，更有向低龄人群发展的趋势。

　　针对腰酸背痛的若干症状，除采用药物治疗以外，辅以简单的刮痧疗法更可使之得到有效缓解，进而起到良好的预防及保健作用。

▶ 刮痧疗法

　　刮拭部位： 督脉、膀胱经。

　　刮拭步骤：

1 以面刮法自上而下由大椎穴处沿脊柱向下至腰俞穴刮拭督脉；自内而外用角刮法沿肩胛、脊椎中线旁开 1.5 寸刮拭膀胱经。

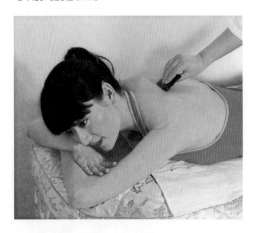

2 以疏理经气法自上而下由委中穴至承山穴刮拭膀胱经。

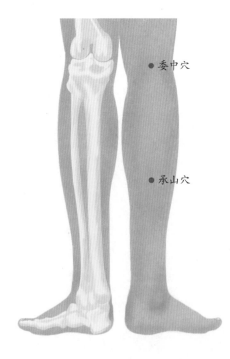

● 委中穴

● 承山穴

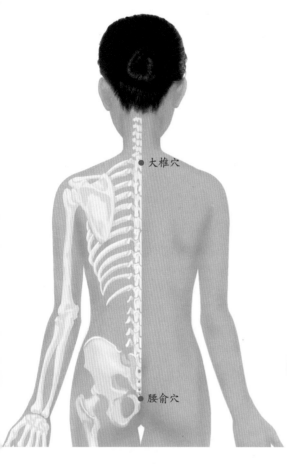

大椎穴

腰俞穴

辅助按摩保健法

按摩部位： 脊背、腿部。

按摩方法：

1. 脊椎按摩：脊椎按摩可以治疗腰部疼痛，取俯卧位，按摩者沿其脊椎两侧按压。此法可以消除姿势不良和疲劳引起的腰痛。

2. 用指尖或手指的关节按压小腿中央的承山穴、肩胛骨内侧的曲垣、厥阴俞，用手指和手掌轻轻按压腰部的肾俞穴、大肠俞和腰眼，它们都是治疗腰背痛的重要穴位，按压可起到很好的刺激与镇痛作用。

辅助饮食保健法

木瓜菠萝粥

取木瓜和菠萝各 50 克，粳米 100 克。将粳米、木瓜、菠萝同放入锅中，加适量清水，共煮成粥。每日服食 1 次。此方具有抗炎、舒缓韧带压力的功效，对缓解运动引起的腰酸背痛同样有益。

快速有效的小妙招

头身相斥：两肘屈曲，双手十指交叉抱头于后枕部，两腿分开与肩宽，头用力后仰，双手同时给头一定的阻力，重复 12～16 次，此法可有效缓解腰酸背痛。

刮痧原理

中医学认为，腰酸背痛主要是因受寒湿之邪，或体弱久病、或负重劳作等导致经络气血不和而引起的。督脉总督一身之阳经，具有调节阳经气血的作用，刮拭督脉，可起到活血化瘀、消除腰酸背痛的疗效；膀胱经牵动肩、背、腰、下肢等部位，刮拭膀胱经可促进腰背及下肢的血液循环，进而起到缓解腰背疼痛、消除疲劳的功效。

预防心脑血管疾病
疏经活络，化生气血

心脑血管疾病是心血管病与脑血管病的统称。心血管疾病包括高脂血症、高血压、心脏病等；脑血管疾病包括脑血栓、脑出血等。心脑血管疾病是危害人类生命和健康最主要的疾病，具有发病率高、致残率高、死亡率高、复发率高、并发症多的特点，我国每年因心脑血管疾病死亡的人数近300万。

⬤ 病因分析

饮食不节，多食肥甘厚腻，饮食中脂类、醇类过多。同时又没有合理的运动促进脂类、醇类的代谢，导致体内脂类、醇类物质过多，堵塞毛细血管，随着时间的推移，脂类、醇类物质容易和体内游离的矿物质离子结合，形成血栓。血栓容易在血管的狭窄处堆积，使血管直径缩小。心脏为了保持足够的供血量，就增加血压，造成高血压疾病。如果血压过高，可能导致血管崩裂，于是产生出血性心脑血管疾病。如果由于堵塞供血不足，即成为缺血性心脑血管疾病。

⬤ 主要症状

心血管疾病，可出现胸闷、心悸、心慌气短、心律不齐、胸痛、胸骨后或心前区疼痛等症状；脑血管疾病，可出现偏瘫、偏身感觉障碍、偏盲、失语，或者交叉性瘫痪、交叉性感觉障碍、外眼肌麻痹、眼球震颤、吞咽困难等症状。

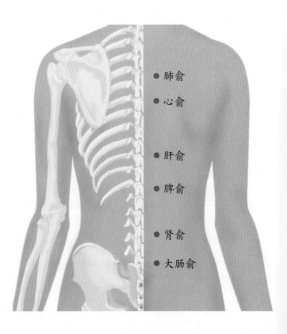

● 肺俞
● 心俞
● 肝俞
● 脾俞
● 肾俞
● 大肠俞

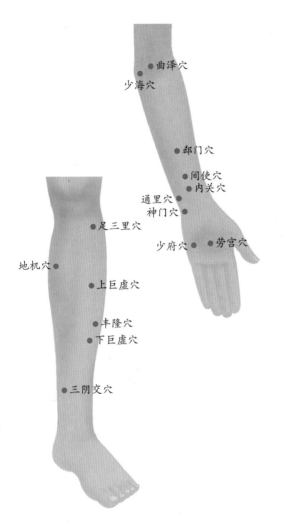

曲泽穴
少海穴
郄门穴
间使穴
内关穴
通里穴
神门穴
足三里穴
地机穴
少府穴　劳宫穴
上巨虚穴
丰隆穴
下巨虚穴
三阴交穴

简易部位刮痧疗法

刮拭部位： 背部、上肢、下肢。

刮拭步骤：

1 先刮足太阳膀胱经，从肺俞经心俞、肝俞、脾俞、肾俞刮至大肠俞，以皮肤出痧为度。

2 刮上肢手厥阴心包经，从曲泽经郄门、间使、内关刮至劳宫穴；刮手少阴心经，从极泉穴往下经少海、通里、神门刮至少府处，均以皮肤潮红为度。

3 刮下肢足阳明胃经，从足三里经上巨虚、下巨虚刮至丰隆穴；刮下肢足太阴脾经，从血海穴往下经阴陵泉、地机刮至三阴交处，均以皮肤潮红为度。

辅助饮食保健法

1.洋葱炒菠菜

取洋葱 30 克，菠菜 50 克。先炒洋葱，香味出后，放入菠菜，将熟时放入盐等调味后，即可食用，每日 1 ～ 2 次，可防治高脂血症。

2.大枣粳米粥

取大枣 30 克，粳米 100 克，冰糖适量。将粳米淘净与大枣一同放入锅内，加水适量煮至烂熟成粥后，加入冰糖，搅拌均匀即可食用。可补气生血，用于心悸怔忡。

⊙原理分析

足太阳膀胱经上背腧穴为五脏六腑之气输注于背腰部的穴位，刮之可调节各脏腑机能，补虚泻实；心经、心包经在经络循行上络属心脏，刮之可舒经活络，行气活血；脾经、胃经刮之可健脾胃助运化，从而化痰除湿，化生气血。

预防呼吸系统疾病
宽胸理气，补益气血

呼吸系统疾病从生理上可分为阻塞性肺疾病（支气管炎、哮喘、慢性阻塞性肺气肿等）和限制性肺疾病（肺纤维化、胸腔积液、胸膜炎等）。从解剖学上可分为上呼吸道疾病、下呼吸道疾病、肺间质疾病和血管性肺病（肺动脉高压等）。由于大气污染、吸烟、人口老龄化及其他因素，呼吸系统疾病的发病率、死亡率有增高趋势。

病因分析

呼吸系统包括鼻、咽、喉、气管、支气管和肺，是通气和换气的器官。呼吸系统与外界相通，肺又是体内唯一接受全部心输出血量的器官，血流量也多，环境中的有害气体、粉尘、病原微生物及某些致敏原和血液中的致病因子易侵入肺内引发疾病。

主要症状

咳嗽、咳痰、咯血、呼吸困难、胸痛等。

简易部位刮痧疗法

刮拭部位：背部、胸部、上肢、下肢。

刮拭步骤：

1. 先刮背部足太阳膀胱经，从肺俞经心俞、肝俞、脾俞、胃俞刮至肾俞，以皮肤出痧为度。

2. 刮胸部任脉，从天突穴往下经华盖、玉堂刮至膻中穴，以皮肤潮红为度。

3. 刮上肢手太阴肺经，从中府经天府、尺泽、列缺、太渊刮至鱼际处；刮手阳明大肠经，从曲池穴经手三里、偏历刮至合谷穴，均以皮肤潮红为度。

4. 刮下肢足阳明胃经，从足三里经上巨虚、下巨虚刮至丰隆穴；刮下肢足太阴脾经，从阴陵泉往下经地机刮至三阴交处，均以皮肤潮红为度（见第75页图）。

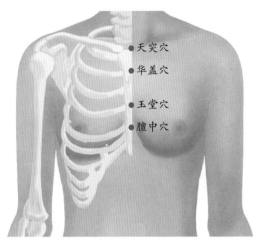

- 天突穴
- 华盖穴
- 玉堂穴
- 膻中穴

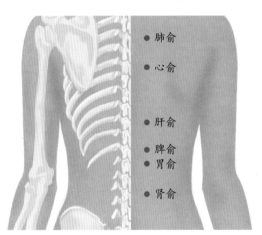

- 肺俞
- 心俞
- 肝俞
- 脾俞
- 胃俞
- 肾俞

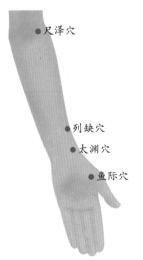

- 尺泽穴
- 列缺穴
- 太渊穴
- 鱼际穴

◗ 辅助饮食保健法

散寒粥

取糯米 50 克，葱白 7 根，生姜 7 片，米醋 50 毫升。将糯米洗净后，加水煮成稀粥，再加入葱白、生姜同煮约 5 分钟，然后加入米醋搅匀起锅。趁热食用，上床盖被使身体出微汗，每日 1 次，连食 3 日。可疏风散寒，防治风寒感冒。

◖ 原理分析

足太阳膀胱经上的背腧穴为五脏六腑之气输注于背腰部的部位，刮之可调节各脏腑机能，补虚泻实；所刮任脉诸穴位邻肺脏，刮之可宽胸理气，疏通局部气血；肺经、大肠经在经络循行上络属肺脏，刮之可疏通经气，调节肺气；脾经、胃经刮之可健脾胃助运化，从而化痰除湿，补益气血。

◖ 快速有效的小妙招

1. 艾灸、拔罐或走罐，取大椎、风门、肺俞穴，可防治呼吸系统疾病。

2. 三伏贴，三九贴。每年三伏、三九天，用药贴敷贴大椎、肺俞、中府穴，连贴三年，可防治呼吸系统疾病。药贴用药多数中医院都有固定配方，或由中医师根据贴敷者情况配制。

预防消化系统疾病
健脾胃，助运化

消化系统疾病包括食管、胃、肠、肝、胆、胰腺、腹膜及肠系膜等疾病。消化系统疾病是常见病、多发病，总发病率约占人口的 30%，各大医院门诊病人中约有 50% 是消化系统疾病，其中须急诊入院治疗者约占急诊入院病人的 25%。

病因分析

1 细菌感染可导致急性阑尾炎、急性肠胃炎、消化性溃疡和慢性胃炎等。

2 饮食不节、生活不规律可导致肠胃病，过量饮酒导致急性酒精中毒，过烫饮食可诱发食管癌。

3 药物滥用，阿司匹林和肾上腺素均能引起胃和食管的炎症，甚至引起溃疡；抗生素的滥用会引起严重菌群失调，而表现为伪膜性肠炎。

4 遗传因素，先天异常或免疫异常，精神紧张或过度劳累等均可引起消化系统疾病。

主要症状

腹痛、腹泻、恶心、呕吐、呕血、黑便、食欲不振、嗳气、反酸、吞咽困难、便秘等。

简易部位刮痧疗法

刮拭部位：背部、腹部、上肢、下肢。

刮拭步骤：

1 刮背部足太阳膀胱经，从肝俞经胆俞、脾俞、胃俞、肾俞刮至大肠俞，以皮肤出痧为度。

2 刮腹部足阳明胃经，从梁门往下经关门、太乙、滑肉门刮至天枢，以皮肤潮红为度。

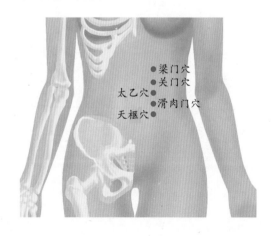

●梁门穴
●关门穴
太乙穴●
●滑肉门穴
天枢穴●

3 刮上肢手阳明大肠经，从曲池穴经手三里、偏历刮至合谷穴，以皮肤潮红为度。

4 刮下肢足阳明胃经，从足三里经上巨虚、下巨虚刮至丰隆穴；刮下肢足太阴脾经，从阴陵泉往下经地机刮至三阴交处，均以皮肤潮红为度。

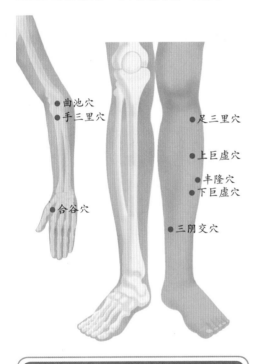

- 曲池穴
- 手三里穴
- 合谷穴
- 足三里穴
- 上巨虚穴
- 丰隆穴
- 下巨虚穴
- 三阴交穴

⊙ 原理分析

肝俞、胆俞可舒肝利胆；脾俞、胃俞健脾胃，助运化；肾俞补益肾气；大肠俞清利肠腑；所刮腹部胃经各穴可消食导滞，通利腑气；下肢脾经、胃经刮之可健脾胃，助运化，从而运化水谷，化生气血，且能化痰除湿。

▶ 辅助饮食保健法

1.菠菜粥

取鲜菠菜 100 克，粳米 100 克。先将菠菜洗净，放沸水中烫半熟，取出切碎。粳米煮成粥后，将菠菜放入，拌匀，煮沸即成。可养血止血，敛阴润燥，通利肠胃。适宜于习惯性便秘、大便干结、痔疮出血的患者。

2.麦芽山楂粥

取麦芽 15 克，山楂 20 克，淮山药 15 克，薏米 100 克。将麦芽、山楂、淮山药、薏米洗净后一同放入砂锅内，加清水适量，煮烂成粥，即可食用。可健脾开胃，消食导滞。适宜于有消化不良、脘腹痞胀、大便溏薄等症状的患者。

● 快速有效的小妙招

1. 饭后百步走，活到九十九。饭后不应立即坐下工作或看电视，应缓慢散步，并揉腹以助消化。
2. 捏脊，从尾椎骨一直捏到脖子。捏的时候不必拘泥于穴位，因为脊柱两侧正是督脉和足太阳膀胱经所经之处，捏脊可健脾胃，疏通一身之气。

预防生殖系统疾病
清利湿热，温肾壮阳

　　泌尿生殖系统疾病是肾脏、膀胱、输尿管及内外生殖器的疾病，包括急慢性肾小球肾炎、肾病综合征、尿路感染、肾衰竭、前列腺增生、盆腔炎、宫颈糜烂、不孕不育等疾病。泌尿生殖系统疾病可严重影响男女的生殖能力、夫妻生活，以及身心健康。

◗ 病因分析

1　平时不注意卫生，下阴不洁，秽浊之邪从下窍上犯膀胱，酿生湿热；或外感湿热，下注小肠，传入膀胱，而发为泌尿生殖系统疾病。

2　过食肥甘之品，或饮酒过量，使脾胃运化失常，酿湿生热，湿热下注，气化失司，水道不利，发为本病。

3　情志失和，恼怒伤肝，肝气郁结，胆失通利，肝胆郁热，久郁化火，气火郁于下焦，酿生湿热，发为泌尿生殖系统疾病。

4　久病不愈，或过服寒凉，伤中败胃，或劳倦过度，损伤脾土，或膀胱湿热久蕴，内伤于肾，致脾肾气虚，脾不运化，肾失开阖，水道不利，湿浊留恋不去，发为泌尿生殖系统疾病。

5　年老体虚，或湿热久蕴伤及肾阴，肾阴不足，水不涵木，致肝肾阴虚。阴虚而湿热留恋，膀胱气化不利；或阴虚火旺，虚火灼络，络伤血溢，而发泌尿生殖系统疾病。

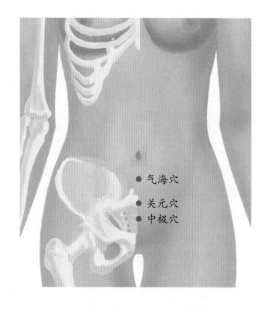

● 气海穴
● 关元穴
● 中极穴

◗ 主要症状

尿频，多尿，或少尿，无尿，夜尿，遗尿，尿失禁，排尿困难，血尿，乳糜尿，尿色异常，血精，腰痛，膀胱痛，前列腺痛，睾丸痛，水肿，发热等。

◗ 简易部位刮痧疗法

刮拭部位：背部、腹部、下肢。

刮拭步骤：

1 刮背部脊柱两侧的膀胱经，从肝俞经脾俞、胃俞、肾俞刮至大肠俞；刮背部脊柱正中督脉，从命门穴刮至腰阳关穴，均以皮肤出痧为度。

2 刮腹部任脉，从气海往下经关元刮至中极穴，以皮肤潮红为度。

3 刮下肢足阳明胃经足三里穴；足太阴脾经从阴陵泉刮至三阴交；足厥阴肝经从曲泉刮至蠡沟穴，再刮太冲穴；刮足少阴肾经阴谷、太溪、照海穴，均以皮肤潮红为度。

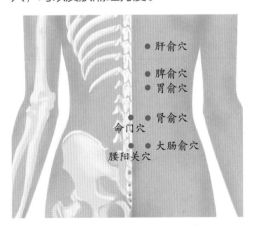

- 肝俞穴
- 脾俞穴
- 胃俞穴
- 肾俞穴
- 命门穴
- 大肠俞穴
- 腰阳关穴

◗ 辅助饮食保健法

1.韭菜炒虾仁

取鲜虾仁200克，韭菜300克，鸡蛋清40克，黄酒、淀粉、食盐各适量。将虾仁洗净沥水，加鸡蛋清及黄酒、干淀粉、食盐适量，拌匀，入油锅，待虾仁变色时捞出。韭菜入锅略炒，待变软时加入少许食盐、黄酒调味，再倒入虾仁翻炒片刻即可。可温阳益肾、补虚除湿，适用于泌尿系感染、慢性前列腺炎、前列腺增生、慢性肾盂肾炎等疾病。

2.车前子粥

取车前子15克，粳米50克。将车前子用纱布包好后，放入砂锅内，煎煮半小时后，滤渣取汁，将粳米放入药汁中，加入适量清水，煮烂成粥。可清利湿热，利尿消肿，治疗小便不利、水肿等症状。

◑ 原理分析

刮脾俞、胃俞可健运脾胃，清利湿热；刮肝俞、肾俞可补益肝肾；刮大肠俞可清利肠腑；刮命门、腰阳关可温肾壮阳；刮气海、关元可温肾阳，益肾气；刮中极可清利膀胱湿热；所刮胃经、脾经诸穴可健脾胃，运化水湿；刮阴谷可清利下焦湿热；刮太溪、照海可补肾气，滋肾阴。

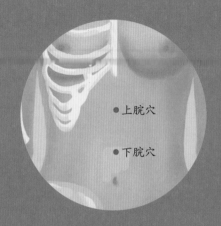

●上脘穴

●下脘穴

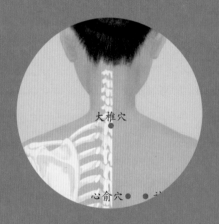

大椎穴 ●

心俞穴 ● ●

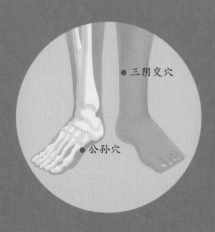

● 三阴交穴

● 公孙穴

第 4 章

体质刮痧，

刮出平和体质不生病

人的体质大致分为：阴虚、阳虚、气虚、气郁、痰湿、血瘀几种。由于体质的不同，从而引发的疾病也不同。因此，针对不同的体质，采取不同的刮痧方法，可以很好地调节人体机能，远离疾病。

阴虚体质
滋阴益气，清热祛火

中医理论认为，精、血、津液等皆属阴，而气属阳。阴虚即精、血、津液等阴液亏损的现象，阴虚则阳胜，阳胜则内热，即阴虚者体内阳气必过旺，表现为口干咽燥、五心烦热、尿黄便干、心悸气短、头晕眼花、精神状态差等，阳热过亢，会使人体对环境的适应能力减弱，并易衰老。

由此看来，阴虚体质者在日常养生中应注重滋补阴液，清退虚火，而采用简单的刮痧保健疗法便可达到滋阴益气、清热祛火的目的。

▶刮痧疗法

刮拭部位：背部、胸部、四肢。

刮拭步骤：

1 以面刮法和双角刮法自上而下刮拭脊椎、心脏对应区和脊椎、肾脏对应区。其中，重点刮拭厥阴俞穴、心俞穴以及肾俞穴。

2 以平刮法自内而外顺着肋骨方向刮拭胸部心脏体表投影区。

3 以疏理经气法自上而下由列缺穴至太渊穴刮拭上肢肺经，并以面刮法刮拭心包经内关穴；再以面刮法自上而下刮拭下肢脾经上的三阴交穴。

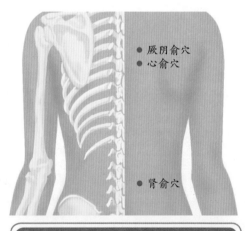

● 厥阴俞穴
● 心俞穴

● 肾俞穴

⊙ 刮痧原理

刮拭背部及胸部有宽胸降气、补肾的功效，能有效改善阴虚体质者阴液不足、阳气过旺等现象；刮拭四肢可宣肺散邪、健脾利湿、宁志安神，对阴虚体质者常见的失眠、烦躁等症有很好的缓解作用。

▶辅助按摩保健法

按摩部位：腰部。

按摩方法

1. 双手手掌互搓至掌心发热，分别放至腰部，并揉搓腰部至有热感为止，早晚各做 1 遍，每遍约 200 次。此法可补肾益气。

2. 双手握拳，以双手拇指的掌指关节突出部位逆时针按摩腰眼，力度宜逐渐加大，持续按摩 10 分钟左右，至按摩处有酸胀感为佳，早、中、晚各 1 次。腰为肾之府，常做腰眼按摩，能有效缓解中老年人因肾亏引起的慢性腰肌劳损、腰酸背痛等症状。

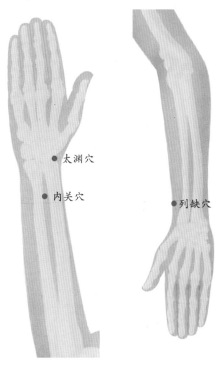

● 太渊穴
● 内关穴
● 列缺穴

▶辅助饮食保健法

1.百合蛋黄汤

取百合 50 克，鸡蛋黄 1 个。将百合洗净并浸泡一晚；将浸泡过的百合洗净，加 400 毫升清水，煎煮至剩 200 毫升，然后将鸡蛋黄搅匀调入即成。分 2 次服用。中医认为，百合有清心安神、滋阴润肺的功效，鸡蛋黄可养血滋阴，二者共煮汤，能增强滋阴养血、凝心安神的功效。经常服用此汤，能有效改善阴虚体质者的不适症状。

2.银耳羹

准备银耳 5 克，鸡蛋 1 个，冰糖 60 克，猪油适量。银耳温水泡发半小时，发透后去蒂择净杂质，将其撕成片状，加水煮 2～3 小时，直至煮烂。冰糖溶化，鸡蛋倒出蛋清，兑入清水少许，倒入冰糖汁内搅匀，然后将其倒入银耳汤中，再加少许猪油稍熬煮即可。

● 快速有效的小妙招

腰膝保健操：身体端坐，双腿自然下垂；下身不动，上体保持正直，并左右转动上身 3～5 次，动作宜轻缓；然后双脚抬起，向前平伸 10 次（可根据个人体力酌情增减）。按此法活动腰膝，可益肾强腰，尤其适合肾阴虚者。

阳虚体质
平衡阴阳，补充能量

中医认为，人体内阴胜则阳病，阳胜则阴病；阴胜则寒，阳胜则热；阴虚则热，阳虚则寒。阳虚体质者多因阳气不足导致身体动力不足，进而感到四肢乏力、腰背疼痛、怕寒喜暖，阳虚体质者中常见手足发凉、心悸、小便不利，男性阳痿、滑精，女性宫寒不孕等疾病。

中医临床实践表明，采用简单的刮痧疗法可以达到温阳益气、补充能量的目的，从而平衡阴阳，改善阳虚体质者的体质状况。

刮痧疗法

刮拭部位：背部、胸部、四肢。

刮拭步骤：

1 以面刮法自上而下由大椎穴至至阳穴刮拭背部督脉，并重点刮拭督脉的命门穴；以面刮法自上而下刮拭背部膀胱经的神堂穴、心俞穴、志室穴及肾俞穴。

2 以单角刮法自上而下刮拭膻中穴；以平刮法自内而外顺着肋骨走向刮拭胸部心脏体表投影区。

3 以平面按揉法自上而下分别刮拭上肢阳池穴和内关穴；以面刮法分别刮拭下肢足三里穴，以及足部公孙穴、太白穴。

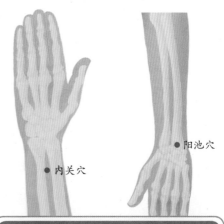

● 阳池穴

● 内关穴

刮痧原理

刮拭背部和胸部可益肾助阳，宽胸降气，宁神定喘；刮拭四肢可舒肝利胆、健脾和胃、疏筋活络、温阳益气，从而有效平衡阳虚体质者多阴少阳的体质现状，增强其体内阳气，为其补充能量与动力。

⮞辅助饮食保健法

1.鹿角胶粳米粥

取鹿角胶6克，粳米100克。将粳米煮成粥，然后把鹿角胶打碎放入热粥中搅匀，可加入适量白糖调味。中医指出，鹿角胶具有活血化瘀、温阳补肾之效；粳米可补中益气，平和五脏，强壮筋骨，畅通血脉。二者共煮成粥有补肾阳、益精血的作用，适用于肾阳不足、精血虚损所致的形体羸弱、腰膝酸软、遗精、阳痿等症。

2.麻雀壮阳汤

取麻雀5只，鲜虾仁60克，姜3片。麻雀去毛，开膛去内脏，洗净放入炖盅内，加虾仁、姜片、盐、酱油等调料，注入开水至八成满，加盖；将炖盅放入沸水锅内，隔水炖约3小时，最后放入味精、白酒，食肉饮汤即可。此方能补肾壮阳，尤其适用于肾阳不足而致阳痿、尿频、腰膝酸痛等患者。

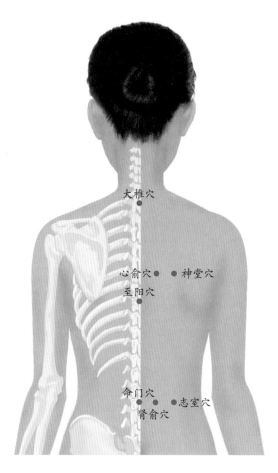

大椎穴

心俞穴　●神堂穴
至阳穴

命门穴　●志室穴
肾俞穴

⮞辅助按摩保健法

按摩部位：足底生殖腺反射区、涌泉穴。

按摩方法

以食指第1关节点按足底生殖腺反射区，力度适中，动作宜缓慢有节奏，每次点按5次，持续按摩2分钟为宜；以拇指有节奏地按揉足底涌泉穴，手法宜轻柔缓慢，持续按揉2分钟。长期坚持用此法按摩可增益精髓，温益肾阳。

●快速有效的小妙招

棒"打"督脉：晨起用桃木棒敲打督脉及全身各处，力度不宜过重，至全身发热为止。阳虚严重者初次敲打身体某处时会有些许疼痛感，长期坚持即可得到缓解。此法可温补阳虚。

气虚体质
益肾纳气，健脾益气

气虚是指体内元气虚损，由于先天禀赋不足，或因后天饮食失养引起。气虚者脏腑组织功能低下或衰退，进而导致身体抗病能力下降。气虚体质者常表现为身体乏力、语声低微、精力不足、易出虚汗等症状。

中医认为，脾胃为气血生化之源，脾气虚则五脏之气皆虚，而五脏气虚也会导致脾气虚。五脏虚则必然导致人体脏腑功能降低，采用刮痧疗法有健脾益气之功效，可改善气虚体质者的元气亏损现象。

刮痧疗法

刮拭部位：背部、胸部、四肢。

刮拭步骤：

1 以面刮法自上而下刮拭背部膀胱经肺俞穴、脾俞穴、胃俞穴、肾俞穴及志室穴。

2 以单角刮法自上而下刮拭膻中穴和中庭穴；以平刮法自内而外顺着肋骨走向刮拭左侧胁肋部脾脏体表投影区。

3 以面刮法自上而下分别刮拭上肢列缺穴、太渊穴及内关穴；同样以面刮法依次刮拭下肢的足三里穴和阴陵泉穴。

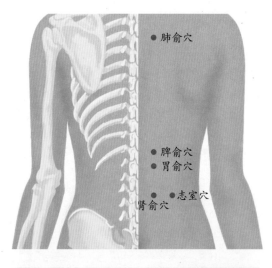

● 肺俞穴
● 脾俞穴
● 胃俞穴
● 志室穴
● 肾俞穴

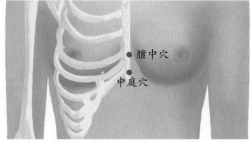

● 膻中穴
● 中庭穴

▶辅助按摩保健法

按摩部位：腹部神阙穴、关元穴。

按摩方法：

1. 躺在床上，以手掌心逆时针环绕神阙穴（腹中部，脐中央）进行按摩。此法具有健脾益气、宁志安神的功效。

2. 双手手掌互搓至掌心发热，然后贴紧腹部脐下关元穴，顺时针或逆时针按揉，力度适中，以腹部有微热感即可。长期坚持此法可起到补中益气、温肾健脾的作用，能有效缓解气虚体质者身体乏力、精神不振等症。

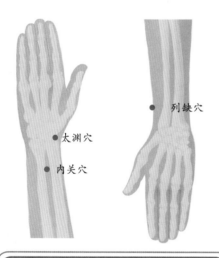

列缺穴

太渊穴

内关穴

⊙ 刮痧原理

　　刮拭背部可肃降肺气、和胃健脾、益肾纳气，能平衡阴阳，可有效调节脏腑功能；刮拭四肢有升降气机、宣肺散邪之功效；刮拭胸部可宽胸理气，增强脾脏的运化功能，从而改善气虚体质者的体质状况。

▶辅助饮食保健法

1.清蒸五子鸡

　　母鸡1只，桂圆、莲子、枸杞、黑枣、荔枝干各30克。母鸡去毛，洗净，鸡肚内放入桂圆、莲子、枸杞、黑枣、荔枝干，加盐等调味蒸食即可。此方可补气养精，尤其适合气虚体质者食用。

2.山药粳米粥

　　取山药30克，粳米180克。山药洗净，与粳米一起入锅加清水适量煮粥，煮熟即成。每天晚餐食用。山药能补脾气而益胃阴，与粳米共煮成粥，可补中益气、益肺固精、强身健体及促进肌肉生长。此粥是气虚患者的辅助饮食良方。

● 快速有效的小妙招

　　"吹"字功：身体直立，双脚并拢，双手交叉并举过头顶，掌心向前；缓缓弯腰，以双手触地，然后下蹲，双手抱膝，心中默念"吹"字音。重复做10次为佳。此功法可固肾气，而肾为元气之根，因此，尤其适合气虚体质者操练。

气郁体质
宽胸理气，舒肝利胆

气是人体生理活动的动力，气若运行不畅，就会导致气郁，"郁"即积聚在心里不得发泄。中医认为，气郁体质者常出现忧郁烦闷、心情不畅等精神状态，七情不遂，则肝气郁结，而长期气郁则会导致血液循环不畅，严重影响人的身心健康。

中医认为，肝胆主疏泄，采用简单的刮痧疗法能起到舒肝利胆的作用，帮助气郁体质者解除忧郁烦闷、心情不畅等情绪，预防由气郁引起的各种疾病。

刮痧疗法

刮拭部位：背部、胸腹部、四肢。

刮拭步骤：

1 以面刮法及双角刮法自上而下刮拭背部肝胆脊椎对应区。其中，重点刮拭背部两侧膀胱经上的肝俞穴、胆俞穴、魂门穴及阳纲穴。

2 以单角刮法自上而下刮拭膻中穴；以平刮法自内而外顺着肋骨走向刮拭右胁肋部肝胆体表投影区，并重点刮拭期门穴及章门穴。

3 以疏理经气法自上而下由支沟穴至外关穴刮拭上肢；同样以疏理经气法自上而下分别由曲泉穴至蠡沟穴刮拭下肢肝经、由阳陵泉穴至外丘穴刮拭下肢胆经。

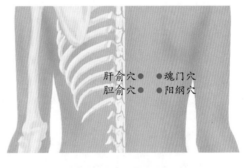

肝俞穴● ●魂门穴
胆俞穴● ●阳纲穴

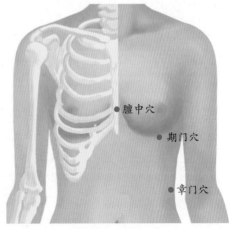

●膻中穴
●期门穴
●章门穴

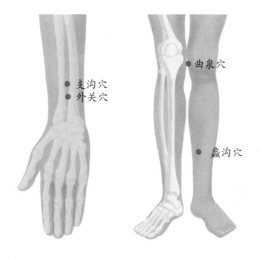

● 支沟穴
● 外关穴

● 曲泉穴

● 蠡沟穴

●→ 刮痧原理

刮拭背部及四肢有舒肝利胆、顺气和胃、健脾化湿的功效，能增强肝胆的疏泄功能，有效预防肝气郁结带来的各种疾病；刮拭胸腹部，可宽胸降气，宁志安神，从而有效地缓解气郁体质者的情志异常状态。

◗ 辅助按摩保健法

按摩部位：手部、足部。

按摩方法：

1. 以左手拇指按住右手肝反射区，逐渐加大力度有节奏地按压，以按摩局部有酸胀感为度。长期坚持按摩此处可有效缓解气郁体质者焦躁烦闷等情志异常症状。

2. 以大拇指指尖点按足部行间穴约3分钟，宜每天坚持，可起到宁心安神、缓解负面情绪的作用。

◗ 辅助饮食保健法

1.菊花鸡肝汤

菊花10克，茉莉花24朵，银耳15克，鸡肝100克。菊花、茉莉花以温水洗净；银耳洗净撕成小片，用清水浸泡备用；鸡肝洗净，切薄片备用；将水烧沸，加入食盐、料酒、姜汁，随即下入银耳及鸡肝，再烧至水沸，打去浮沫，待鸡肝熟，调味；再入菊花、茉莉花稍沸即可。佐餐食用。此方有舒肝健脾、清热宁心之功效。

2.甘枣小麦粥

甘草15克，大枣10枚，小麦50克。先煎甘草，去渣后加入小麦及大枣，共煮成粥。空腹服用。此方能益气安神，尤其适用于脏躁、失眠、多汗、情绪低落或精神恍惚的气郁体质者食用。

● 快速有效的小妙招

两手相握，置于胸前；吸气，指尖用力；呼气，双手紧握，同时双臂向两边拉；然后吐气，手臂慢慢放松。重复做此动作5～8次。此法能有效消除烦闷，平稳情绪。

痰湿体质
宣肺健脾，除湿化痰

　　痰湿体质亦称为迟冷质，多由饮食不当或疾病困扰导致。这里的"痰"并非指一般概念中的痰，而是指人体津液的异常积留，是病理性的产物。痰湿体质是目前比较常见的一种体质类型，若人体脏腑、阴阳失调，气血津液运化失调，易形成痰湿，便可以认为这种体质状态为痰湿体质。

◗ 刮痧疗法

　　刮拭部位：背部、胸腹部、四肢。

　　刮拭步骤：

1 以面刮法和双角刮法自上而下分别刮拭背部肺脏和脾脏脊椎对应区。其中，重点刮拭背部两侧的肺俞穴、脾俞穴、三焦俞穴、肾俞穴及膀胱俞穴。

2 以面刮法自上而下分别刮拭胸部两侧中府穴，以及腹部上脘穴至下脘穴、石门穴至关元穴；以平刮法自内而外顺肋骨走向刮拭左胁肋部脾脏体表投影区。

3 以疏理经气法自上而下由列缺穴至太渊穴刮拭上肢肺经；以面刮法依次刮拭下肢阴陵泉穴、足三里穴、丰隆穴、三阴交穴，以及足部公孙穴。

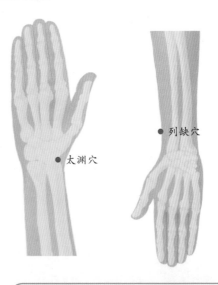

● 列缺穴

● 太渊穴

◗ 刮痧原理

　　刮拭背部肺俞穴、脾俞穴、三焦俞穴、肾俞穴及膀胱俞穴，可起到宣肺健脾、除湿化痰的效果；刮拭胸腹部及四肢上的穴位，可以促进机体气血的流通，从而使机体气血正常运行。

◗ 辅助按摩保健法

按摩部位：膻中穴。

按摩方法：

双手叠放，掌心同向胸部，男子左手在下，女子右手在下，以劳宫穴对准膻中穴，吸气时顺时针揉按，呼气时逆时针揉按，一吸一呼为一圈，即为 1 次，每天至少做 8 次，至多不超过 64 次，可依个人身体状况酌情增减。膻中穴为气之汇穴，按摩此处能顺气宽胸，对祛除痰湿，改善痰湿体质有很好的辅助作用。

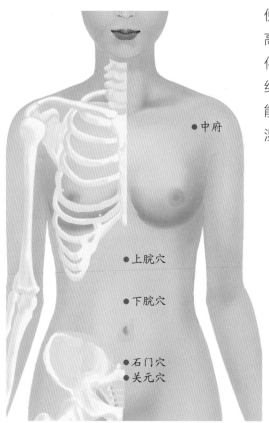

◗ 辅助饮食保健法

橘皮荷叶饮

橘皮 15 克，鲜荷叶 20 克，蒲黄粉 10 克。将橘皮、鲜荷叶分别挑去杂质，洗净；鲜荷叶撕碎，与橘皮同入砂锅，加入适量清水，大火煮沸；水沸后，改用小火煮 15 分钟，调入蒲黄粉，搅拌均匀，再用小火煮至沸即可。橘皮具有理气调中、燥湿化痰的功效；荷叶在中药里为解暑清热类药材，具有清暑利湿、生津止渴的功效，可治疗水湿浮肿、暑湿泄泻、眩晕、吐血、便血等，现代临床实践表明，荷叶对高血压、高血脂、脂肪肝以及动脉硬化等症也有防治作用，长期服用还有纤体瘦身的效果。橘皮、鲜荷叶共用，能有效消除痰湿体质者脾胃气滞、痰湿中阻等症。

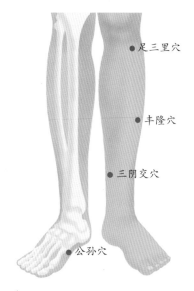

血瘀体质
疏通经络，活血化瘀

血瘀体质的主要症状是血行迟缓不畅，周身疼痛，大多是因为情绪意志长期抑郁，或久居寒冷地区，以及脏腑功能失调所造成，在血瘀体质人群中，主要以身体较瘦的人为主。

▶ 刮痧疗法

刮拭部位：背部、胸部、四肢。

刮拭步骤：

1 以面刮法和双角刮法自上而下分别刮拭背部心脏及肝脏的脊椎对应区。其中，重点刮拭大椎穴、背部两侧天宗穴、心俞穴、膈俞穴、肝俞穴及胆俞穴。

2 以单角刮法自上而下由膻中穴刮至中庭穴；以平刮法自内而外顺着肋骨走向分别刮拭左胁肋部心脏体表投影区及右胁肋部肝胆体表投影区。

3 以拍打法定期拍打肘窝的尺泽穴、曲泽穴、少海穴，以及膝窝的委中穴、委阳穴、阴谷穴，一般以 3 ～ 6 天拍打一次为宜。

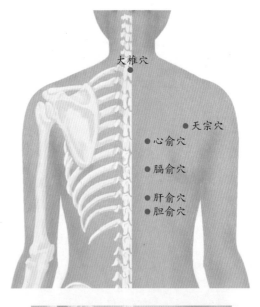

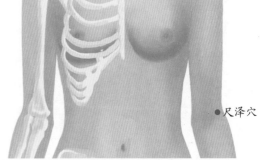

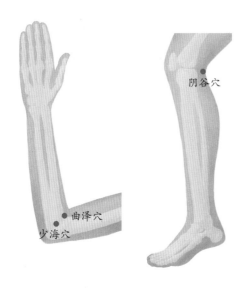

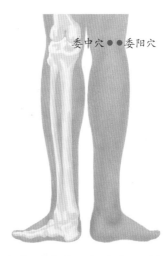

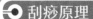

刮痧原理

刮拭背部的大椎穴、天宗穴、心俞穴、膈俞穴及胆俞穴，可起到疏通经络的作用；刮拭胸部及四肢，则可起到活血化瘀的功效。

辅助按摩保健法

按摩部位：头部，面部，脚部。

按摩方法：

中医指出，血液最容易在头部、四肢这些远离心脏的位置堆积，因此每天对头部、面部及脚部进行按摩，就可以起到消散瘀血的效果。

辅助饮食保健法

1.山楂桑葚粥

取山楂30克，桑葚子15克，粳米30克，白糖适量。将山楂、桑葚子、粳米分别洗净；把全部用料一齐放入锅内，加清水适量，以小火煮成粥，加白糖调味即可，随量食用。此粥具有养血滋阴、活血祛瘀的功效。

2.元胡益母草枣蛋

取鸡蛋2个，益母草30克，元胡10克，大枣（干）15克。将元胡、益母草、大枣、鸡蛋入锅，加清水适量，用大火煮至鸡蛋熟后，去壳再煮片刻，去渣取汁。喝汁吃蛋。本方具有活血理气、化瘀止痛的功效。

快速有效的小妙招

中医指出，丹七片是宽胸理气、活血化瘀的上选药物。此外，还可以食用生三七粉，每次0.5克，每天1～2次，放入开水中冲服即可。只要科学适量服用，就可以起到活血化瘀的功效。

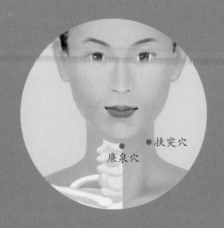

● 扶突穴

廉泉穴

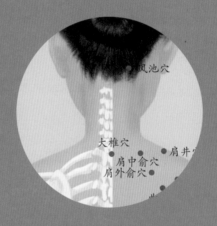

● 风池穴

大椎穴　　　　　　● 肩井穴
　　● 肩中俞穴
肩外俞穴　●

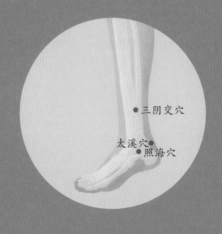

● 三阴交穴

太溪穴 ●
　　● 照海穴

家庭常见病刮痧，

消除不适、改善病痛

治疗生活中的常见病，比打针吃药更简单的就是刮痧。根据不同的病症，找准部位，轻轻一刮，病痛就会消减，既简单又无副作用，刮痧是日常祛病和保健的理想选择。

感冒
祛风散邪，清解表热

感冒是感受风邪或时行病毒，引起肺卫功能失调，出现恶寒、发热、鼻塞、流涕、头痛、全身不适等临床表现的一种外感疾病。一年四季均可发病，以秋冬、春夏季节交替之际、气候骤然变化时多见。重症感冒可影响工作和生活，甚至可危及生命，尤其是时行感冒暴发时，迅速流行，感染者众多，症状严重，甚至可导致死亡。

▶ 病因分析

1 气候突变，温差增大，或气候反常，而人体正气不足，邪气乘虚而入，发为感冒。

2 穿汗湿后的衣服，或过食冷饮，露天睡眠，冒风淋雨，或疲劳饥饿等，导致机体正气失调，卫气不足御邪，邪气乘虚而入，发为感冒。

▶ 主要症状

普通感冒可见恶寒、发热、头痛、鼻塞、流涕、喷嚏、语声重浊或声嘶、咽痛、咳嗽、全身酸痛等。时行感冒可呈流行性发病，多人同时发病，起病急，全身症状显著，如高热、头痛、全身酸痛等，而鼻塞、流涕、咳嗽等肺系症状较轻。

▶ 简易部位刮痧疗法

刮拭部位： 背部、上肢。

刮拭步骤：

1 刮背部正中线督脉，从风府穴刮至大椎穴处，以皮肤出痧为度。

2 先刮两侧风池穴，再刮背部脊柱两侧膀胱经，由颈部天柱穴处向下经大杼、风门刮至肺俞穴处，以皮肤出痧为度。

3 刮上肢外侧前大肠经，由肘外侧曲池穴处向下经偏历穴刮至合谷穴处，以皮肤潮红为度。

4 刮上肢内侧前肺经，由肘中尺泽穴处往下经孔最、列缺刮至鱼际穴处，以皮肤潮红为度。

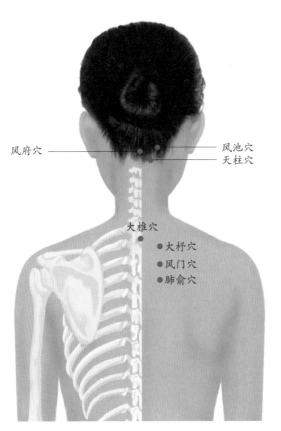

风府穴

风池穴
天柱穴

大椎穴

大杼穴
风门穴
肺俞穴

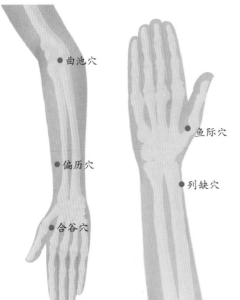

曲池穴

鱼际穴

偏历穴

列缺穴

合谷穴

原理分析

　　风府、大椎穴可祛风散邪，清解表热；膀胱经上各穴可疏通太阳经经气，散风寒表邪；风池可疏风解表；感冒外邪易伤及肺卫，肺经上各穴可通调肺经气血，振奋肺脏功能，从而清解表邪，祛邪外出；外邪由表入里，而犯阳明经，故取手阳明大肠经诸穴以清热祛邪。

◗ 辨证加减刮痧疗法

风寒感冒

主要症状：恶寒重，发热轻，无汗，头痛，肢节酸痛，鼻塞声重，流清涕，咽痒咳嗽，痰稀薄色白。

刮拭穴位：风池、大椎、风门、肺俞、外关。

刮拭步骤：先刮背部风池、大椎、风门、肺俞，再刮上肢外关。

刮拭方法：泻法。

取穴原理：风池、大椎、外关疏风祛邪解表；风门、肺俞祛风散寒。

风热感冒

主要症状：发热重，恶寒轻，有汗热不解，流浓涕，头痛，咽喉肿痛，咳嗽声重，痰稠色黄，口干渴欲冷饮。

刮拭穴位：风池、大椎、曲池、尺泽、列缺。

刮拭步骤：先刮背部风池、大椎，再刮上肢曲池、尺泽、列缺。

刮拭方法：泻法。

取穴原理：风池疏风祛邪解表；大椎、曲池、尺泽疏风散热；列缺宣肺止咳。

暑湿感冒

主要症状：发生于夏季，身热不扬，汗出不畅，身重倦怠，头痛昏重，或有鼻塞流涕，咳嗽痰黄，胸闷呕恶，纳呆腹胀，大便溏泻。

刮拭穴位：风池、大椎、中脘、足三里、丰隆。

刮拭步骤：先刮背部风池、大椎，再刮腹部中脘，以及下肢足三里、丰隆。

刮拭方法：泻法。

取穴原理：风池、大椎疏风祛邪解表；中脘、足三里、丰隆健脾胃，助运化而化痰湿。

体虚感冒

主要症状：年老或体质素虚，或病后、产后，气血不足，卫外不固，容易反复感冒，或感冒后缠绵不愈。

刮拭穴位：风池、大椎、气海、关元、足三里。

刮拭步骤：先刮背部风池、大椎，再刮腹部气海、关元，以及下肢足三里。

刮拭方法：风池、大椎用泻法，其余用补法。

取穴原理：风池、大椎疏风祛邪解表；气海、关元补益元气，强壮身体；足三里健脾胃，益气血，扶正祛邪。

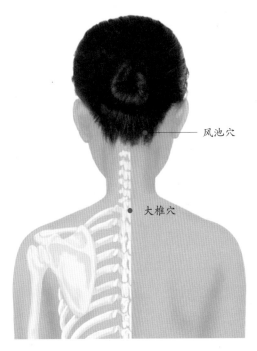

风池穴

大椎穴

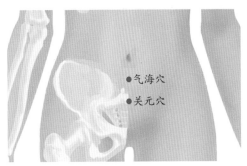

●气海穴

●关元穴

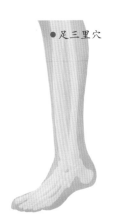

●足三里穴

▶ 辅助饮食保健法

1.葱豉汤

取葱白2根，豆豉10克。将豆豉放入锅中，加清水500毫升，煮沸2～3分钟后，加入葱白，调味后趁热服用，并盖被取汗，适用于风寒感冒。

2.银花薄荷茶

取鲜薄荷30克，鲜金银花30克，鲜芦根30克。用水煎金银花、芦根，煮沸5分钟后，加入薄荷泡1分钟，去渣取汁，适用于风热感冒。

3.绿豆粥

取绿豆50克，粳米100克，冰糖适量。将绿豆、粳米一同放入砂锅内，煮烂成粥，待粥熟时加入冰糖，搅拌均匀即可食用，适用于暑湿感冒。

● 快速有效的小妙招

1. 用电吹风对准太阳穴、大椎穴，交替吹3～5分钟，每日3次，可缓解流鼻涕、鼻塞、打喷嚏、头痛等症状。

2. 将葱白头、生姜各30克，食盐6克，一起捣烂呈糊状，再加入适量白酒调匀，用纱布包紧，涂擦患者前胸后背、手足心及腘窝，涂擦1遍后，让患者卧床休息，一般30分钟后即有汗出，适用于风寒感冒。

咳嗽
行气宽胸，化痰止咳

　　肺气上逆，有声无痰称为咳；咳吐痰液，有痰无声称为嗽；既有痰又有声称之为咳嗽。临床上多为痰声并见，很难截然分开，故以咳嗽并称。

▶ 病因分析

1 由于气候突变或调摄失宜，外感风、寒、暑、湿、燥、火，邪气从口鼻或皮毛侵入，使肺气被束，肺失肃降，发为咳嗽。

2 饮食不节，嗜烟酒、肥甘厚味，导致内生火热，熏灼肺胃，灼津生痰；或损伤脾胃，痰浊内生，上阻于肺，致肺气上逆而作咳。

3 情志刺激，肝失调达，气郁化火，循经上逆犯肺，肺失肃降而作咳。

4 肺脏疾病日久不愈，耗气伤阴，肺气虚肃降无权，肺气上逆作咳；或肺气虚不能输布津液，痰浊内生；肺阴虚而虚火灼津为痰，痰浊阻滞，肺气不降而上逆作咳。

▶ 主要症状

　　咳逆有声，或咳吐痰液为主要临床症状。

▶ 简易部位刮痧疗法

　　刮拭部位：背部、胸部、上肢内侧。

　　刮拭步骤：

1 刮背部脊柱两侧足太阳膀胱经，由风门穴处沿脊柱两侧向下，经肺俞、肝俞、膈俞、脾俞等穴，刮至肾俞穴处以皮肤出痧为度。

2 刮胸部前正中线任脉，由天突穴沿正中线往下，经华盖、膻中、巨阙等穴，刮至中脘穴处，以皮肤出痧为度。

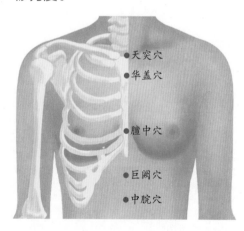

- 天突穴
- 华盖穴
- 膻中穴
- 巨阙穴
- 中脘穴

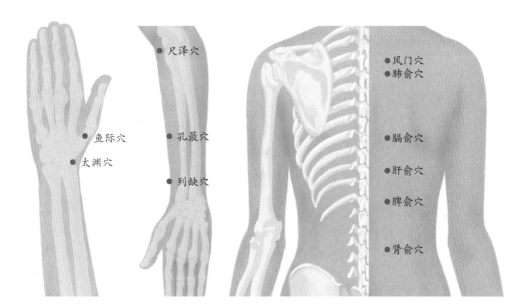

尺泽穴

鱼际穴

孔最穴

太渊穴

列缺穴

风门穴

肺俞穴

膈俞穴

肝俞穴

脾俞穴

肾俞穴

3 由胸前部的中府穴处，沿上肢内侧前手太阴肺经，经尺泽、孔最、列缺、太渊等穴，刮至鱼际穴处，以皮肤出痧为度。

◉ 原理分析

《素问·咳论》云："五脏六腑皆令人咳，非独肺也。"足太阳膀胱经上背腧穴为五脏六腑之气输注于腰背部的穴位，可补虚泻实，调节各脏腑的机能，风门、肺俞又可祛风散邪。上述任脉各穴紧邻肺脏，可行气宽胸，化痰止咳。手太阴肺经各穴可疏通肺经气血，宣肺化痰，理气止咳。风热犯肺者加大椎、曲池清热祛风；痰湿阻肺者加足三里、丰隆化痰止咳；肝火犯肺者加鱼际、行间泻肝清火。

◉ 辅助饮食保健法

1.萝卜葱白汤

取萝卜1个，葱白6根，生姜15克。用水三碗先将萝卜煮熟，再放葱白、姜煮剩一碗汤，连渣一次服。适宜于风寒咳嗽。

2.三汁汤

取甘蔗汁、萝卜汁各50克，百合100克。先煮烂百合，再加入甘蔗汁、萝卜汁，睡前服食。适宜于肺虚咳嗽。

◉ 快速有效的小妙招

紫皮大蒜1个，去皮后，捣烂成泥，睡前敷于两足底涌泉穴处（足底须先涂上凡士林霜）。

头痛
疏经活络，行气活血

头痛是以头部疼痛为主要临床特征的疾病，可单独出现，也可以继发于多种急慢性疾病，如高血压、头颅外伤等疾病，也可能是某些相关疾病加重或恶化的先兆。

▷ 病因分析

1 起居不慎，坐卧当风，致感受风寒湿热等外邪，外邪上犯头部，阻遏清阳之气，气血不畅，不通则痛。

2 情志抑郁不畅，致肝气失于疏泄，络脉失于条达拘急而头痛；或平素急躁易怒，气郁化火，肝阴损耗，肝阳上亢，上扰清阳而发为头痛。

3 平素饮食不节，嗜食肥甘厚味，或劳伤脾胃，以致脾胃虚弱，脾不能运化输布水谷津液，痰湿内生，上蒙清窍而发头痛；或痰阻脑脉，痰瘀痹阻，气血不畅，脉络失养而发头痛。

4 先天不足，或劳欲伤肾，或年老，或久病不愈，或产后、失血之后，气血亏虚，不能荣养脑脉，髓海不充，而致头痛；或外伤跌仆，血脉瘀阻，脉络失养而致头痛。

▷ 主要症状

以头痛为主要表现，表现为前额、额颞、巅顶、顶枕部，甚至全头部疼痛，头痛性质为昏痛、隐痛、空痛、跳痛、刺痛、胀痛，或头痛如裂。可以突然发作，亦可反复发作，疼痛持续时间为数分钟、数小时、数天或数周不等。

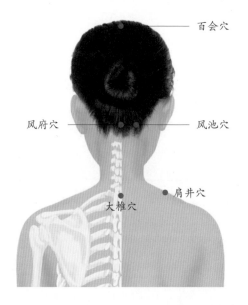

百会穴
风府穴
风池穴
肩井穴
大椎穴

◗ 简易部位刮痧疗法

刮拭部位： 头部、胸背部、上肢外侧。

刮拭步骤：

1. 从头部督脉神庭穴开始，沿后正中线向后，经上星、百会、风府等刮至大椎穴处，以皮肤出痧为度。再从头枕部胆经风池穴处开始，沿颈部斜方肌刮至肩井穴，以皮肤出痧为度。

2. 刮胸背部膀胱经，由天柱穴处沿脊柱两侧向下，经大杼、风门刮至肺俞穴处，以皮肤出痧为度。

3. 刮上肢外侧大肠经，由曲池穴处沿前臂外侧向下，经手三里刮至合谷穴处，以皮肤出痧为度。

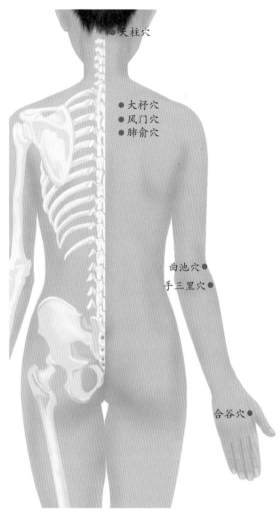

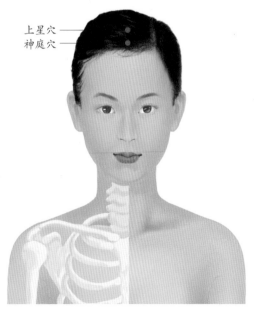

⊙ 原理分析

头痛乃头部经络气血瘀滞不通或经络气血亏虚不荣所致，刮头部穴位可疏通局部气血，活血化瘀，使通则不痛。风池、风门、肺俞祛风散寒，肩井、合谷可活血化瘀。各腧穴合用共奏疏经活络、行气活血之功。

▶ 辨证加减刮痧疗法

阳明头痛

主要症状：前额头痛，包括眉棱骨疼痛，以及因眼、鼻、上牙病引起的头痛。

刮拭穴位：印堂、阳白、神庭、上星、合谷、内庭。

刮拭步骤：先刮头部印堂、阳白、神庭、上星，再刮手部合谷、足部内庭。

刮拭方法：虚补实泻。

取穴原理：头部印堂、阳白、神庭、上星可疏通局部气血，合谷、内庭均为阳明经腧穴，可疏通阳明经气血，使通则不痛。

少阳头痛

主要症状：偏头痛，包括耳病引起的头痛。

刮拭穴位：丝竹空、太阳、率谷、风池、外关、足临泣。

刮拭步骤：先刮头部丝竹空、太阳、率谷、风池，再刮上肢外关、足部足临泣。

刮拭方法：虚补实泻。

取穴原理：丝竹空、太阳、率谷、风池位于头部可疏通局部气血，率谷、风池、足临泣为足少阳胆经穴位，外关为手少阳三焦经穴位，远近穴位配合疏通少阳经气血。

太阳头痛

主要症状：后枕部头痛，包括颈椎病、落枕等引起的头痛。

刮拭穴位：天柱、风池、玉枕、后溪、申脉、昆仑。

刮拭步骤：先刮枕部天柱、风池、玉枕，再刮手部后溪，以及足部申脉、昆仑。

刮拭方法：虚补实泻。

取穴原理：天柱、风池、玉枕位于头部可疏通局部气血，天柱、玉枕、申脉、昆仑均位于足太阳膀胱经，后溪位于手太阳小肠经，太阳经上远近穴位配合可疏通太阳经气血。

厥阴头痛

主要症状：头顶部头痛，包括高血压引起的头痛。

刮拭穴位：百会、通天、太冲、行间、太溪、涌泉。

刮拭步骤：先刮头顶部百会、通天，再刮足部太冲、行间、太溪、涌泉。

刮拭方法：虚补实泻。

取穴原理：百会、通天均位于头顶部，可疏通局部气血；太溪、涌泉为肾经穴位可益肾滋阴；太冲、行间为足厥阴肝经穴位可平肝潜阳；诸穴合用而止头痛。

偏正头痛

主要症状：前额及两侧头部的头痛。

刮拭穴位：印堂、太阳、合谷、内庭、外关、足临泣。

刮拭步骤：先刮头部印堂、太阳，再刮上肢合谷、外关，以及足部内庭、足临泣。

刮拭方法：虚补实泻。

取穴原理：前额部为阳明经脉所过，侧头部为少阳经脉所过，印堂、太阳分别位于前额及侧头部，可疏通局部气血，合谷、内庭为阳明经穴，外关、足临泣为少阳经穴，合用而疏通阳明、少阳经气血。

全头痛

主要症状：整个头部的头痛，难以分辨出具体部位。

刮拭穴位：百会、印堂、太阳、风池、合谷、外关。

刮拭步骤：先刮头部百会、印堂、太阳、风池，再刮上肢合谷、外关。

刮拭方法：虚补实泻。

取穴原理：百会、印堂、太阳、风池均位于头部，可疏通局部气血，合谷、外关可行气活血使通则不痛。

◗ 辅助饮食保健法

菊花白芷茶

取菊花9克，白芷9克。将上述药物研成细末，用开水冲泡，代茶饮。可祛风平肝而止头痛，适用于偏头痛。

● 快速有效的小妙招

沿头部正中线、正中线两侧、头侧部，从前往后梳头，每个部位各梳30遍，再用木梳齿轻轻叩击头皮5分钟。

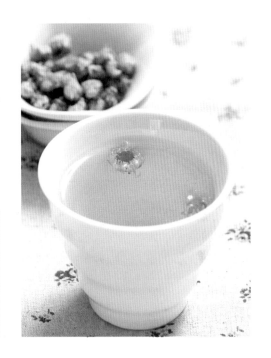

哮喘
止哮平喘，宽胸理气

哮喘是以发作性喉中哮鸣有声，呼吸气促困难，甚至喘息不能平卧为主要表现的病症。"哮"为喉中痰鸣有声，"喘"为气短不足以息。此病可发生于任何年龄和季节，寒冷季节和气候骤变时多发。

病因分析

1 外感风寒或风热，或吸入花粉、烟尘等，壅阻肺气，肺失宣降，不能输布津液而凝津成痰，阻遏气道而发为哮喘。

2 饮食不节，恣食生冷、喜肥甘厚味等，致脾运失健，痰浊内生，壅遏肺气而发为哮喘。

3 久病肺气不足，肾虚纳气无力，或情绪过激，劳累过度，触引内伏之痰饮也可引发哮喘。

主要症状

胸闷，呼吸气促困难，喉中哮鸣，呼气时间延长，不能平卧，汗出甚至紫绀。发作可持续数分钟、数小时或更长时间。

简易部位刮痧疗法

刮拭部位：背部、胸部、上肢、下肢。

刮拭步骤：

1 刮脊柱两侧背部膀胱经，从风门经肺俞、肝俞、脾俞等刮至肾俞穴处，并刮定喘穴，以皮肤出痧为度。

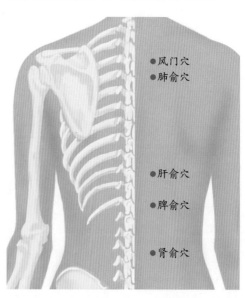

- 风门穴
- 肺俞穴
- 肝俞穴
- 脾俞穴
- 肾俞穴

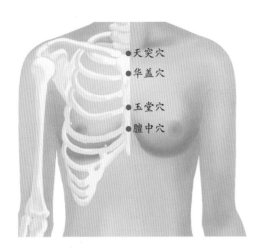
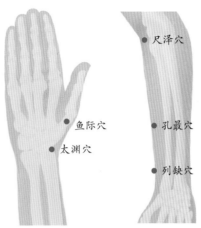

2　刮胸部任脉，沿前正中线往下，从天突经华盖、玉堂刮至膻中穴处，以皮肤出痧为度。

3　刮上肢肺经，沿上肢内侧，从尺泽穴经孔最、列缺、太渊等穴刮至鱼际穴处，以皮肤出痧为度。

4　刮下肢胃经，从足三里经下肢外侧往下刮至丰隆穴处，以皮肤出痧为度。

○ 原理分析

背部膀胱经上背腧穴为五脏六腑之气输注于腰背部的穴位，可调节各脏腑的机能，补虚泻实；定喘穴为止哮平喘的经验穴；任脉天突至膻中各穴均位于胸部，位邻肺脏，可宽胸理气，调节肺脏气机；肺经上各穴可疏调肺脏机能，止哮平喘；胃经诸穴可健脾胃，助运化，而化痰除湿，止哮平喘。

◗ 辅助饮食保健法

1.核桃红糖茶

取核桃仁 100 克，红糖适量。将核桃仁压碎，加入红糖，分为 10 份，开水冲服，每次服 1 份，每日 2 次。

2.百合雪梨汤

取百合 10 克，雪梨 1 个，冰糖适量。将雪梨切块后与百合一同放入砂锅中，煎煮半小时后，放入冰糖即可，每日 1 次。

● 快速有效的小妙招

1. 三伏、三九贴（多数中医院可配制），连贴 3 年。
2. 取大蒜 10 瓣，捣成蒜泥，取小指甲盖大小的蒜泥置于伤湿止痛膏中心，睡前贴于双脚涌泉穴，次晨除去。

腹泻
调理肺气，清泻肠腑

腹泻是以大便次数增多，粪质稀薄，甚至如水样为临床特征的病症。泄泻一年四季均可发生，夏秋两季较为多见。常见于西医学中的急慢性肠炎、肠结核、肠易激综合征、吸收不良综合征等疾病。

病因分析

1 过食寒凉，寒邪伤中，或外感寒湿之邪，困阻脾土，以致脾胃升降失调，清浊不分，水谷杂下而发生泄泻。

2 饮食所伤或饮食过量，停滞肠胃；或恣食肥甘，湿热内生，致脾胃运化失职，升降失调，清浊不分，而发生泄泻。

3 情志不顺，肝气郁结，横逆犯脾，脾失健运，升降失职，清浊不分，而成泄泻。

4 长期饮食不节，或劳倦内伤，或久病体虚，或素体虚弱，致胃纳失职，脾失健运，脾胃升降失司，清浊不分，混杂而下，而成泄泻。

5 禀赋不足，或年老体弱，久病之后，致命门火衰，脾失温煦，运化失职，升降失调，清浊不分，而成泄泻。

主要症状

大便次数增多，粪质清稀，甚至如水样，或完谷不化。常伴有脘腹不适，腹胀、腹痛、肠鸣，食少纳呆等症状。

简易部位刮痧疗法

刮拭部位：背部、腹部、下肢。

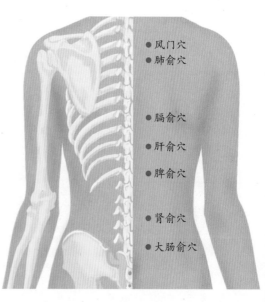

- 风门穴
- 肺俞穴
- 膈俞穴
- 肝俞穴
- 脾俞穴
- 肾俞穴
- 大肠俞穴

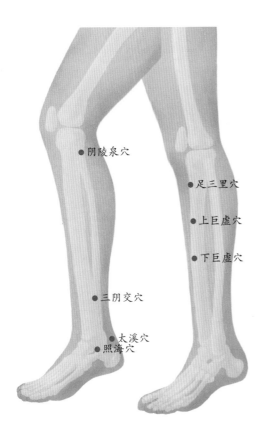

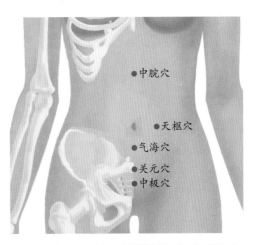

刮拭步骤：

1 先刮背部脊柱两侧膀胱经，由风门穴处向下，经肺俞、脾俞、肝俞、膈俞、肾俞等穴，刮至大肠俞穴处以皮肤出痧为度。

2 刮腹部正中线任脉，从中脘穴往下经气海、关元刮至中极穴处，再刮肚脐两侧胃经天枢穴，以皮肤潮红为度。

3 刮下肢外侧胃经，从足三里穴往下经上巨虚刮至下巨虚处；刮下肢内侧脾经，从阴陵泉往下刮至三阴交穴处；刮足内踝内侧肾经，从太溪刮至照海穴处，均以皮肤潮红为度。

◆● 原理分析

　　足太阳膀胱经上背腧穴为五脏六腑之气输注于腰背部的穴位，可补虚泻实，调节各脏腑的机能；中脘与胃经、脾经诸穴合用可健脾胃，益中气，通调腑气，化湿消滞止泻；任脉气海、关元与肾经太溪、照海合用可补益肾气，温阳固摄而止泻。

●快速有效的小妙招

1. 隔姜灸神阙、天枢、关元穴，每穴 3 壮。

2. 将紫皮大蒜捣成蒜泥，敷在肚脐即神阙穴上，外面用纱布固定。

3. 准备 60 克山药和 1 个馒头，首先将馒头烤焦，做成粉末以后用煮熟的山药蘸食，每天 3 次。经常服用有健脾止泻的功效，对久治不愈的腹泻有较好的作用。

◗ 辨证加减刮痧疗法

寒湿泄泻

主要症状：大便清稀，甚则如水样，腹痛肠鸣，得热则舒，脘闷食少。

刮拭穴位：脾俞、大肠俞、天枢、阴陵泉、三阴交。

刮拭步骤：先刮背部脾俞、大肠俞，再刮腹部天枢，最后刮下肢阴陵泉、三阴交。

刮拭方法：泻法。

取穴原理：大肠俞、天枢俞募配穴，擅调理肠腑而止泻；脾俞、阴陵泉、三阴交合用可健脾化湿。

伤食泄泻

主要症状：脘腹胀满，拒按，嗳腐酸臭，大便臭如败卵，伴有不消化食物，泻后痛减，不思饮食。

刮拭穴位：大肠俞、天枢、中脘、梁门、上巨虚。

刮拭步骤：先刮背部大肠俞，再刮腹部天枢、中脘、梁门，最后刮下肢上巨虚。

刮拭方法：泻法。

取穴原理：大肠俞、天枢、上巨虚调理肠腑而止泻；中脘、梁门消食导滞。

湿热泄泻

主要症状：腹痛即泻，泻下急迫，粪色黄褐臭秽，肛门灼热，或身热口渴，泻后痛减。

刮拭穴位：大肠俞、天枢、上巨虚、下巨虚、阴陵泉。

刮拭步骤：先刮背部大肠俞，再刮腹部天枢，最后刮下肢上巨虚、下巨虚、阴陵泉。

刮拭方法：泻法。

取穴原理：大肠俞、天枢、上巨虚调理肠腑而止泻；下巨虚、阴陵泉清利湿热。

肝郁泄泻

主要症状：每因抑郁恼怒，情绪紧张之时，发生腹痛、泄泻、肠鸣，攻窜作痛，矢气频作，胸胁胀闷，嗳气食少。

刮拭穴位：大肠俞、期门、天枢、三阴交、太冲。

刮拭步骤：先刮背部大肠俞，再刮胸腹部期门、天枢，最后刮下肢三阴交、太冲。

刮拭方法：泻法。

取穴原理：大肠俞、天枢调理肠腑而止泻；期门、太冲舒肝理气；三阴交健脾利湿止泻。

脾虚泄泻

主要症状：大便溏泻，伴有不消化食物，稍进油腻食物或饮食稍多，则发生泄泻，腹部隐痛，喜按，不欲饮食，面色萎黄，神疲倦怠。

刮拭穴位：脾俞、大肠俞、天枢、足三里、三阴交。

刮拭步骤：先刮背部脾俞、大肠俞，再刮腹部天枢，最后刮下肢足三里、三阴交。

刮拭方法：补法。

取穴原理：大肠俞、天枢合用调理肠腑而止泻；脾俞、足三里、三阴交合用健脾益气，利湿止泻。

肾虚泄泻

主要症状：黎明之前脐腹作痛，肠鸣即泻，夹有不消化食物，小腹冷痛，喜热喜按，形寒肢冷，腰膝酸软。

刮拭穴位：肾俞、大肠俞、天枢、关元、命门。

刮拭步骤：先刮背部肾俞、大肠俞，再刮腹部天枢、关元、命门。

刮拭方法：补法。

取穴原理：大肠俞、天枢调理肠腑而止泻；肾俞、关元、命门温肾固摄而止泻。

▷ 辅助饮食保健法

1.山药粥

取山药100克，白面粉100克，葱、姜、红糖各适量。山药去皮捣烂，或用干山药粉，同面粉调入冷水中，煮成粥糊，将熟时加入葱、姜、红糖调味即可。

2.鸡内金散

准备鸡内金、炒白术各100克。取鸡内金晒干，炒后与炒白术共研细末，每次服6克，一日服2次，饭前开水冲服。具有健脾开胃、收涩止泻的功效，适用于脾虚日久泄泻。

3.莲肉粥

取新鲜莲子45克，粳米60克。将新鲜莲子和粳米一同放入砂锅，煮至黏稠即可，可加适量白糖调味。

4.姜糖饮

准备鲜姜15克或干姜6克，红糖30克。姜打碎或切细，加入红糖，用开水冲1碗温服。每日1～2次，泻止为度。本方有温中祛寒、解痛止泻之功，适于腹部受寒或过食生冷而致大便溏泻、臭味不堪、腹痛喜温的寒泻者。

腹胀
理气消胀，消食导滞

腹胀是患者自觉脘腹胀满不适的一种最为常见的肠胃功能失调性病症，也是多种疾病的伴随症状，如肠梗阻、肿瘤、肝硬化腹水、肠结核、结核性腹膜炎等内外科疾病。

病因分析

1 情志不舒，气郁不畅，肝气横逆犯胃，胃失和降；或木郁克土，脾失健运，而发为腹胀。

2 暴饮暴食，食积难消，食停中脘，胃失和降，腹胀乃作。

3 素体脾虚，或思虑过度，产后失调，致脾胃虚弱，运化失司，而发为腹胀。

主要症状

患者自觉脘腹胀满不适，严重时腹部鼓胀膨隆，伴有呕吐、腹痛、腹泻、嗳气等症状。

简易部位刮痧疗法

刮拭部位：背部、腹部、下肢。

刮拭步骤：

1 刮背部脊柱正中督脉，从大椎往下刮至命门穴，以皮肤出痧为度。

2 刮背部脊椎两侧膀胱经，从膈俞往下经肝俞、脾俞等刮至大肠俞，以皮肤出痧为度。

3 刮腹部正中任脉，从上脘往下经中脘、气海等刮至关元穴；刮胃经天枢穴，均以皮肤潮红为度。

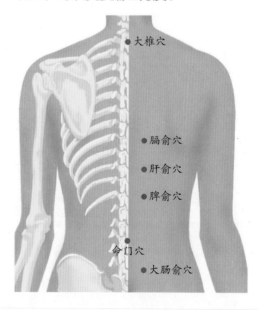

● 大椎穴

● 膈俞穴

● 肝俞穴

● 脾俞穴

命门穴

● 大肠俞穴

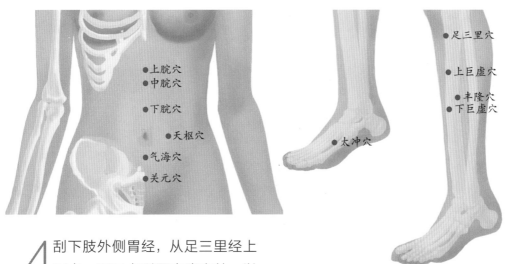

上脘穴
中脘穴
下脘穴
天枢穴
气海穴
关元穴

足三里穴
上巨虚穴
丰隆穴
下巨虚穴
太冲穴

4 刮下肢外侧胃经，从足三里经上巨虚、下巨虚刮至丰隆穴处，以皮肤潮红为度；再刮足部肝经太冲穴，以皮肤出痧为度。

原理分析

督脉为阳脉之海，任脉为阴脉之海，刮之可调一身之阴阳；足太阳膀胱经上背腧穴为五脏六腑之气输注于腰背部的穴位，从膈俞至大肠俞各穴，刮之调节肝、脾、胃、肾、大肠等脏腑的功能；任脉之上脘、中脘、下脘与胃经诸穴合用可健脾胃，助运化，消食导滞；太冲舒肝理气而消胀。

快速有效的小妙招

双手顺时针按摩腹部 10 分钟，并按揉中脘、天枢穴，以有酸胀感为度。

辅助饮食保健法

1.山楂粥

取鲜山楂 15 克，粳米 50 克。将山楂、粳米一同放入砂锅中，煮烂成粥，可加适量白糖调味服用。

2.陈皮甘草膏

取陈皮 100 克，甘草 100 克，蜂蜜适量。将陈皮、甘草用大火煮沸后，再用小火煎煮 20 分钟，滤取汁液。如上反复煎煮取汁 3 次，合并 3 次所得药液，再用小火煎熬成膏，再加入适量蜂蜜煮沸，冷却后装瓶，每次用一汤匙，开水冲服后饮用。

3.夏朴蜜汁

准备半夏 6 克，厚朴 6 克，蜂蜜适量。将半夏、厚朴煎取药汁，然后加入蜂蜜和开水服用，每日服 1 次，适用于烦躁不安、脘腹胀满等症。

便秘
通调大肠腑气

便秘是指由于大肠传导功能失常导致的以大便秘结、排便时间或排便周期延长、虽有便意但大便排出困难为临床特征的病症。健康成人1～2天排便1次，或1天排便2次，如超过48小时不排便且有不适感觉即为便秘。

病因分析

1 素体阳盛，或热病之后，余热留恋，或肺热下移大肠，或过食辛辣厚味等，导致肠胃积热，损耗津液，肠道失于濡润，粪便干燥，难于排出，而成便秘。

2 忧愁思虑，抑郁恼怒，或久坐少动，气机不利，均可导致腑气不通，传导失职，糟粕内停，而为便秘。

3 恣食生冷，外感寒邪，或过服寒凉，导致阴寒内盛，凝滞胃肠，传导失职，糟粕不行，而成便秘。

4 饮食劳倦，或年老体弱，或久病产后，脾胃虚弱，气血不足，气虚则大肠传导无力，血虚则大肠不荣，而发为便秘。

5 素体虚弱，阳气虚衰，或过食生冷，苦寒攻伐，耗伤阳气，阳虚则肠道失于温煦，阴寒内结，便下无力，而成便秘。

6 素体阴虚，或失血夺汗，伤津亡血，或过食辛香燥热，阴血耗损，导致阴亏血少，肠道失润，大便干结，而成便秘。

主要症状

大便排出困难，排便时间或周期延长，粪质干硬排出困难，或粪质并不干硬，但排出困难。常伴有腹胀、腹痛、头晕、便血、痔疮等症状。

简易部位刮痧疗法

刮拭部位：背部、腹部、上肢、下肢。

刮拭步骤：

1 刮背部脊柱两侧足太阳膀胱经，由膈俞穴处向下，经肝俞、脾俞、胃俞等穴刮至大肠俞处，以皮肤出痧为度。

2 刮腹部胃经天枢穴，脾经腹结、大
横穴，以皮肤出痧为度。

3 刮上肢三焦经支沟穴，下肢胃经从足
三里刮至上巨虚穴，再刮足部肾经，
由太溪刮至照海穴，以皮肤出痧为度。

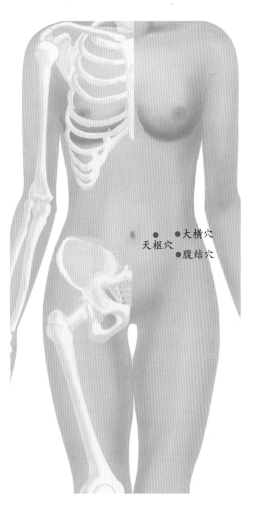

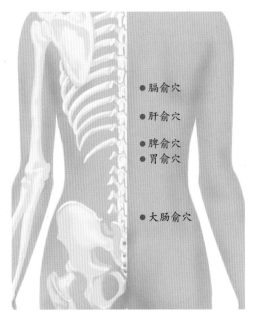

● 膈俞穴

● 肝俞穴

● 脾俞穴
● 胃俞穴

● 大肠俞穴

● 大横穴
天枢穴 ●
● 腹结穴

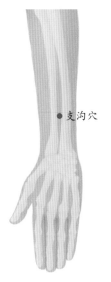

● 支沟穴

●∋ 原理分析

足太阳膀胱经上背俞穴为五
脏六腑之气输注于腰背部的穴位，
刮之可补虚泻实，调节各脏腑的机
能；所取胃经、脾经各穴刮之可健
脾胃，通调大肠腑气；支沟、照海
合用为治疗便秘之经验要穴，支沟
调理三焦以通腑气，照海养阴以增
液行舟；刮太溪可补益肾气。

◗ 辨证加减刮痧疗法

热秘

主要症状： 大便干结，腹胀腹痛，面红身热，口干口臭，心烦不安，小便短赤。

刮拭穴位： 天枢、曲池、合谷、支沟、照海。

刮拭步骤： 先刮腹部天枢，再刮上肢曲池、合谷、支沟，最后刮下肢照海。

刮拭方法： 泻法。

取穴原理： 天枢为大肠募穴，可通调大肠腑气；曲池、合谷清泻大肠腑热；支沟、照海合用为治疗便秘之经验要穴。

冷秘

主要症状： 大便秘结，腹痛拘急，冷痛拒按，手足不温。

刮拭穴位： 命门、大肠俞、天枢、气海、关元。

刮拭步骤： 先刮背部命门、大肠俞，再刮腹部天枢、气海、关元。

刮拭方法： 补法。

取穴原理： 大肠俞、天枢俞募配穴，通调大肠腑气；命门、气海、关元益元气，温阳散寒。

气秘

主要症状： 大便秘结，胸胁满闷，腹中胀痛，肠鸣矢气，嗳气频作。

刮拭穴位： 中脘、天枢、支沟、照海、太冲。

刮拭步骤： 先刮腹部中脘、天枢，再刮上肢支沟，最后刮下肢照海、太冲。

刮拭方法： 泻法。

取穴原理： 刮天枢通调大肠腑气；支沟、照海为治疗便秘之经验要穴；刮中脘、太冲可疏调气机。

虚秘

主要症状： 排便不畅，临厕努挣乏力，面白神疲，肢倦懒言。

刮拭穴位： 脾俞、大肠俞、天枢、气海、足三里。

刮拭步骤： 先刮背部脾俞、大肠俞，再刮腹部天枢、气海，最后刮下肢足三里。

刮拭方法： 补法。

取穴原理： 大肠俞、天枢俞募配穴，可通调大肠腑气；刮脾俞、足三里可补中益气；刮气海可补益一身之气。

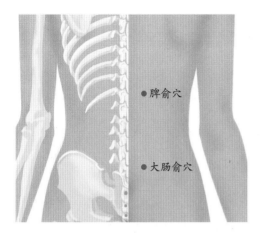

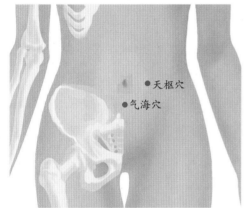

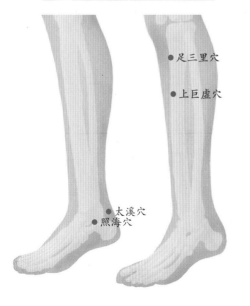

辅助饮食保健法

1.四仁茶

取甜杏仁、松子仁、大麻子仁、柏子仁各10克。将四仁捣烂后，用500毫升开水冲泡，加盖片刻，当茶饮用，有润肠通便之效。

2.蜂蜜香油汤

取蜂蜜50克，香油25克，开水100毫升。将蜂蜜盛在瓷碗里，用筷子搅拌使其起泡。当泡浓密时，边搅动边将香油缓缓注入蜂蜜内，搅拌均匀。再将晾至温热的开水100毫升，徐徐注入蜂蜜香油混合液内，再搅拌使3种物质混合均匀，早晨空腹饮用。

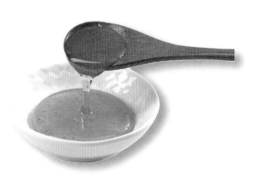

快速有效的小妙招

摩腹法，仰卧或站立位，全身放松，将两手手心叠放按于肚脐上，顺时针方向旋转按摩100次，用力适度，动作轻柔，呼吸自然。

胃痉挛
消食导滞，行气止痛

胃痉挛是指胃肌肉持续收缩造成疼痛，表现为胃痛、呕吐等。胃的器质性病变，如胃炎、胃溃疡、胆汁反流等，以及寒凉、餐后剧烈运动、进食过饱等均可引起胃痉挛。

病因分析

1 饮食不节，饥饱失常等导致脾胃受损，升降失职，胃气失和，而发为本病。

2 素体虚弱，又复感外寒，或过食冷饮，寒邪客胃，寒性凝滞，主收引，致胃络不通，胃气失和，而发为本病。

3 情志失调，肝气郁结，肝气横逆犯胃，致气机郁滞，胃气失于和降而发为本病。

主要症状

突然发作的上腹部剧烈疼痛，严重时患者还会出现脸色苍白、出冷汗、四肢发冷、中上腹出现硬块且不能触摸等症状，常可在1～2小时后自行缓解。

简易部位刮痧疗法

刮拭部位： 背部、腹部、上肢、下肢。

刮拭步骤：

1 先刮背部脊柱两侧膀胱经，从膈俞穴往下经肝俞、脾俞刮至胃俞处，以皮肤出痧为度。

2 刮腹部正中任脉，从上脘经中脘刮至下脘处；再刮腹部胃经，从不容穴经承满、梁门刮至天枢穴，均以皮肤出痧为度。

3 刮上肢心包经内关穴，以皮肤出痧为度。

4 刮下肢胃经，从梁丘穴往下经足三里、上巨虚、下巨虚刮至丰隆穴；刮下肢脾经，从阴陵泉刮至三阴交穴；刮下肢足部肝经太冲穴，均以皮肤出痧为度。

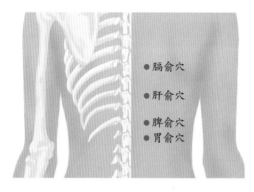

- 膈俞穴
- 肝俞穴
- 脾俞穴
- 胃俞穴

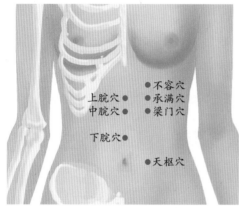

- 上脘穴
- 中脘穴
- 下脘穴
- 不容穴
- 承满穴
- 梁门穴
- 天枢穴

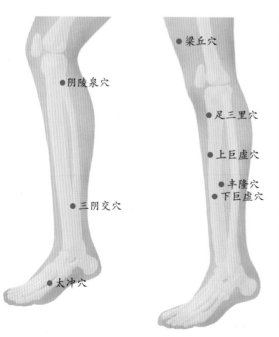

- 梁丘穴
- 阴陵泉穴
- 足三里穴
- 上巨虚穴
- 丰隆穴
- 下巨虚穴
- 三阴交穴
- 太冲穴

◗ 辅助饮食保健法

取新鲜鸡蛋 12 枚，打碎搅和拌匀，加入冰糖 500 克，黄酒 500 毫升，一同放入砂锅内，用文火煎熬至焦黄色，饭前服。每次服用 1 汤匙，日服 3 次。

◖ 原理分析

刮背部膈俞、肝俞、脾俞、胃俞可行气活血，舒肝健脾；腹部任脉及胃经所刮穴位位邻胃腑，可疏通局部气血，消食导滞，行气止痛；内关、梁丘擅治胃腑急症，可缓急止痛；下肢胃经、脾经所刮穴位共行健脾益胃，使脾升胃降；刮太冲可舒肝行气。

● 快速有效的小妙招

1. 取生大葱，去皮去叶后留葱白及须根，与生姜一同捣烂后加入小米干饭，放入锅内炒热后，再洒上黄酒，翻炒至烫手取出，用布包好，外敷胃区。应注意温度适宜，防止烫伤皮肤，一般用药后立即见效。葱姜均为辛温，可温中散寒，小米干饭用于保持热度，酒助热气散发缓解急性胃痉挛。

2. 指压梁丘穴，可用大拇指用力朝大腿方向加压，每次按压 20 秒。

失眠
平衡阴阳，改善睡眠质量

睡眠是消除大脑疲劳的主要方式。良好的睡眠，可调节生理机能，维持神经系统的平衡。如果长期睡眠不足或睡眠质量太差，就会影响大脑的机能，严重的甚至会引起神经衰弱等病症。

偶尔的睡不好觉、多梦、失眠、睡眠质量不高或觉醒是正常的生理过程，但若长期如此，就会对健康产生严重的危害。通过刮痧进行自我调理是可以改善睡眠的。

▶ 病因分析

1 情绪不佳，肝气郁结，肝郁化火，邪火扰动心神，心神不安而致无法安眠。

2 饮食不节，脾胃受损，酿生痰热，胃气失和，进而导致睡眠不安。

3 久病血虚，产后失血，年迈血少，引起心血不足，心失所养，心神不安而睡眠不安。

4 体质较差，房劳过度，肾阴耗伤，心火独亢，或肝肾阴虚，肝阳偏亢，火盛神动，心肾失交而神志不宁，无法安眠。

▶ 主要症状

入睡困难，眠而易醒，醒后难以入睡。

▶ 简易部位刮痧疗法

刮拭部位：头部安眠穴（在项部，在翳风穴与风池穴连线之中点处），足部涌泉穴。

刮拭步骤：

1 每天早晨，用刮痧梳以面刮法刮拭整个头部，一直到头皮发热。在刮拭过程中，要重点刮拭疼痛点。

2 用单角刮法刮拭头部耳后的安眠穴。

3 每天晚上，用面刮法刮拭整个足底部，一直到足底发热。在刮拭过程中，重点用单角刮法刮拭足底的涌泉穴。

取穴原理：在中医看来，失眠主要是由于心火旺、心肾失和及阴阳失调所致。头部和足部是全身阴阳经脉汇聚之所，因此在头部和足部刮痧可起到提振阳气、祛火滋阴、平衡阴阳的作用，进而有助于改善睡眠质量。

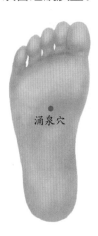

涌泉穴

📍 快速有效的小妙招

1. 上床前以温水洗脚后，搓揉脚底片刻有助于入眠。冬天则应将脚搓至温热再睡。
2. 睡前可以把手叠放在小腹上，采用腹式呼吸，把注意力转移到小腹，可以配合默念数数，能够很快入睡，而且还有瘦腹部的功效。

◗ 辨证加减刮痧疗法

肝郁化火

主要症状：急躁易怒，目红口苦。

刮拭穴位：四神聪、行间、足窍阴、风池、神门。

刮拭步骤：先点揉头顶四神聪，然后刮后头部风池，再刮前臂神门，最后刮足背部行间、足窍阴。

刮拭方法：泻法。

取穴原理：四神聪可宁心安神；行间可平肝降火；足窍阴可降胆火以除烦；风池可疏调肝胆而止头痛、头晕；神门可宁心安神。诸穴合力，可促进睡眠。

心脾两虚

主要症状：心悸健忘，困乏无力，头晕目眩，饮食无味。

刮拭穴位：脾俞、心俞、神门、三阴交。

刮拭步骤：先刮背部心俞至脾俞，再刮前臂神门，最后刮下肢三阴交。

刮拭方法：补法。

取穴原理：脾俞、三阴交可健脾益气养血；心俞、神门可养心安神定志。

牙痛
清热泻火，通络止痛

牙痛是口腔疾患的常见疾病。龋齿、牙髓炎、根尖周围炎及冠周炎及牙本质过敏等疾病均可引起牙痛。急性牙髓炎表现为间歇性疼痛，夜间加重，病人不能明确指出患牙位置；急性根尖周围炎表现为持续性疼痛，病人不能正确指出患牙位置；急性冠周炎患者表现为明显的牙龈红肿。

病因分析

1 感受风热外邪，外邪循阳明经上炎入齿，而引起牙痛。

2 饮食不节，肠胃郁热，又嗜食辛辣煎炸，胃火炽盛，循经上炎而引起牙痛。

3 年老体虚，或肾阴亏损患者，虚火上炎而致牙痛。

主要症状

牙痛可因冷、热、酸、甜等刺激而发作或加重，可伴有牙龈红肿、牙龈出血、牙齿松动、龋齿、咀嚼困难等。

简易部位刮痧疗法

刮拭部位：面颊部、手部、足部。

刮拭步骤：

1 先刮面颊部颊车穴、下关穴，以皮肤潮红为度。

2 刮手部合谷、二间穴，以皮肤出痧为度。

3 刮足部内庭穴，以皮肤出痧为度。

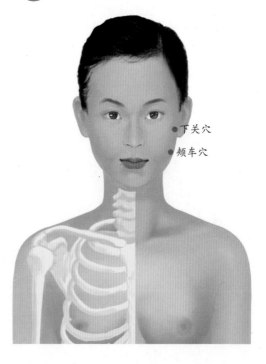

下关穴
颊车穴

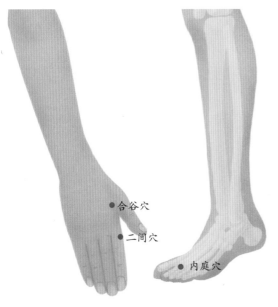

●合谷穴

●二间穴

●内庭穴

● 快速有效的小妙招

1. 花椒 1 粒，咬在痛牙处，可立即缓解疼痛。

2. 独头蒜 2 ～ 3 头，去皮后放火上煨热，趁热切开贴敷患处，蒜凉即换，连续贴敷数次。

3. 食醋 100 克，花椒 10 克，水煎后待温含漱。

◗ 辅助饮食保健法

1.绿豆鸡蛋粥

取绿豆 100 克，鸡蛋 1 个，冰糖适量。将绿豆用水浸泡 1 小时后，放入砂锅，加水熬至绿豆烂熟，再把鸡蛋打入绿豆汤里，即可服用。适宜于风热牙痛、胃火牙痛者食用。

● 原理分析

十二经脉的运行中，手阳明大肠经入下齿，足阳明胃经入上齿。颊车、下关位于牙痛局部，且为足阳明胃经穴位，合谷、二间为手阳明大肠经的远端穴位，内庭为足阳明胃经的远端穴位，可清泻阳明火热之邪。"面口合谷收"，合谷为治疗牙痛的有效穴位，二间、内庭分别为手阳明经、足阳明经的荥穴，泻热力强。各穴合用，可清热泻火，通络止痛。若为感受风热引起的牙痛，加翳风、风池疏风清热；胃火炽盛者加曲池、厉兑清泻阳明火热；虚火上炎者加太溪、照海滋阴降火。

2.两冬粥

取麦冬 50 克，天冬 50 克，大米 100 克。将麦冬、天冬洗净切碎，与大米一同放入砂锅，加水适量煮烂成粥，适宜于虚火牙痛。

3.三花茶

准备金银花 20 克，野菊花 20 克，茉莉花 25 朵。上料加水煮沸 5 分钟或沸水冲泡，加糖代茶饮。具有清热解毒、降火和中的功效，适用于胃火牙痛。

咽炎
清利咽喉，消肿散结

咽炎分为急性咽炎和慢性咽炎。急性咽炎属中医"风热喉痹"范畴，为咽部黏膜、黏膜下组织和淋巴组织的急性炎症，常为上呼吸道感染的一部分。慢性咽炎属中医"虚火喉痹"范畴，是咽部黏膜、黏膜下组织和淋巴组织的弥漫性慢性炎症。

急性咽炎

◗ 病因分析

1 气候骤变，起居不慎，肺卫不固，风热邪毒乘虚而入，从口鼻直袭咽喉，而发为急性咽炎。

2 风寒外侵，营卫失和，不能驱邪外出，邪气郁而化热，郁结咽喉而发为急性咽炎。

◗ 主要症状

咽部干燥，灼热疼痛，吞咽困难，严重时有发热、头痛、纳呆、全身不适等症状。

◗ 简易部位刮痧疗法

刮拭部位：背部、颈部、上肢。

刮拭步骤：

1 先刮颈后部大椎穴，再刮背部脊柱两侧膀胱经，从风门穴刮至肺俞穴，以皮肤出痧为度。

2 刮颈前部任脉，从廉泉穴往下刮至天突穴，以皮肤出痧为度。

3 刮上肢内侧前肺经，从尺泽穴往下经孔最、列缺刮至鱼际穴，以皮肤出痧为度。

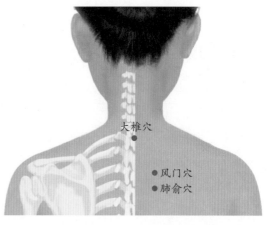

大椎穴

●风门穴

●肺俞穴

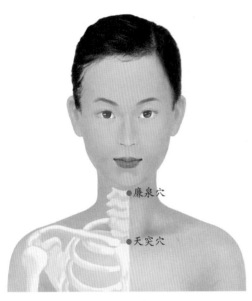

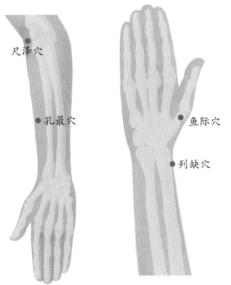

慢性咽炎

◗ 病因分析

1 起居失调，房劳过度，饮食不节等致肺肾亏损，阴血津液耗伤，虚火上扰，循经上蒸，熏蒸咽喉而为病。

2 急性咽炎反复发作，余邪留滞，伤津耗液，咽喉失于濡养，而发为慢性咽炎。

3 大声呼号，用嗓不当或长期受化学气体、粉尘刺激，耗气伤阴，损伤咽喉脉络，而发病。

◗ 主要症状

咽中不适，干燥微痛，有异物感，咽痒欲咳，习惯用咳嗽清除口中黏稠的痰样分泌物，常在晨起用力咳出分泌物时有恶心、干呕等症状。

◗ 简易部位刮痧疗法

刮拭部位：背部、颈部、上肢、下肢。

刮拭步骤：

1 刮背部脊柱两侧膀胱经，从肺俞穴往下经肝俞、膈俞，刮至肾俞穴处，以皮肤出痧为度。

2 刮颈部正中线任脉，从廉泉刮至天突穴，再刮颈前结喉旁两侧扶突穴，以皮肤出痧为度。

◉ 原理分析

大椎、尺泽疏风清热；风门、肺俞祛风散邪；廉泉、天突位邻咽喉可清利咽喉；肺经孔最、列缺、鱼际可清肺热，利咽止痛。

3 刮上肢内侧前肺经，从尺泽穴往下经孔最、列缺刮至鱼际穴，以皮肤出痧为度。

4 刮下肢内侧肾经，从照海往下刮至太溪穴处，以皮肤出痧为度。

原理分析

　　背部膀胱经上背腧穴为五脏六腑之气输注于腰背部的穴位，刮之可调节各脏腑的机能，补虚泻实；廉泉、天突、扶突位邻咽喉可清利咽喉，消肿散结；手太阴肺经，系于咽喉，刮之可清肺利咽；足少阴肾经，循喉咙，取太溪、照海可滋肾阴，降虚火；列缺、照海又为八脉交会组穴，合用可滋阴润肺利咽。

快速有效的小妙招

　　将鲜嫩丝瓜切片放入大碗中，捣烂取汁，每天喝1杯，有清热解毒、消肿止痛的作用。

辨证加减刮痧疗法

肺阴亏虚

主要症状：咽部不适，干燥微痛，干咳少痰，盗汗颧红，气短乏力，形体消瘦，手足心热。

刮拭穴位：肺俞、天突、列缺、鱼际、照海。

刮拭步骤：先刮背部肺俞，再刮颈前天突，上肢列缺、鱼际，最后刮下肢照海。

刮拭方法：平补平泻。

取穴原理：刮肺俞可养阴润肺；天突位邻咽喉，刮之可清利咽喉；列缺、照海为八脉交会组穴，刮之可滋阴润肺；刮鱼际可清肺利咽。

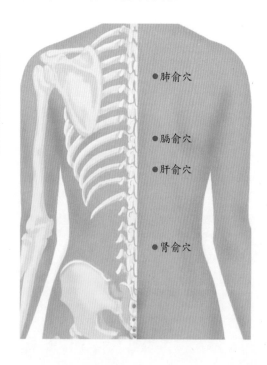

● 肺俞穴

● 膈俞穴

● 肝俞穴

● 肾俞穴

肾阴亏虚

主要症状： 咽部不适，干涩微痛，吞咽困难，腰膝酸软，头晕耳鸣，失眠多梦，手足心热。

刮拭穴位： 肾俞、天突、列缺、太渊、照海、太溪。

刮拭步骤： 先刮背部肾俞，再刮颈前天突，上肢列缺、太渊，最后刮下肢照海、太溪。

刮拭方法： 平补平泻。

取穴原理： 肾俞、太溪合用滋养肾阴；太渊取补金生水之意以滋肾阴；天突位邻咽喉，刮之可清利咽喉；列缺、照海为八脉交会组穴，专治咽喉疾病。

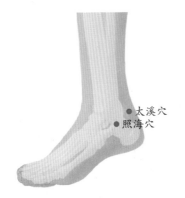

痰瘀互结

主要症状： 咽干不适，咽部微红，咽痛，有痰黏附，色黄难咳。

刮拭穴位： 天突、中脘、丰隆、三阴交、太冲。

刮拭步骤： 先刮颈前天突，再刮腹部中脘，最后刮下肢丰隆、三阴交、太冲。

刮拭方法： 平补平泻。

取穴原理： 天突位邻咽喉，刮之可清利咽喉；刮中脘、丰隆、三阴交健脾胃，化痰湿，以利咽喉；刮太冲舒肝理气，行气化瘀。

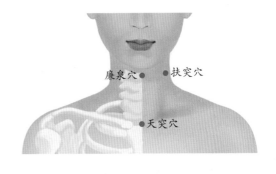

▶ 辅助饮食保健法

1.桑菊杏仁茶

取桑叶 10 克，菊花 10 克，杏仁 10 克，冰糖适量。将杏仁捣碎后，与桑叶、菊花、冰糖共置保温杯中，加沸水冲泡，盖盖子闷 15 分钟后，即可当茶水饮用，饮完可继续加水饮用，每天 1 剂。

鼻窦炎
疏风散寒，清利鼻窍

鼻窦炎是一种常见病，分急性和慢性两类。慢性鼻窦炎较急性鼻窦炎多见，常继发于急性化脓性鼻窦炎之后，亦有开始即呈慢性者。急性鼻窦炎多发生在一个鼻窦，慢性鼻窦炎则可累及两个以上，甚至一侧或两侧所有的鼻窦。

◗ 病因分析

1 风寒外邪，体质虚弱，卫气不固，邪入化热；或感受风热之邪，肺气不宣，失于清肃，邪毒上聚鼻窍而发为本病。

2 饮食不节，喜肥甘厚味，损伤脾胃，痰浊内生；或素体肺脾气虚，肺气不宣，脾失健运，痰浊内生，阻塞鼻窍而发为本病。

◗ 主要症状

急性鼻窦炎可见鼻塞、流涕、头痛、畏寒、发热、食欲不振等症状，慢性鼻窦炎除鼻塞、流涕、头痛等症状外，还可表现为脓涕多，嗅觉障碍，头闷痛或钝痛，头昏，记忆力减退，注意力不集中等症状。

◗ 简易部位刮痧疗法

刮拭部位：鼻部、背部、上肢、下肢。

刮拭步骤：

1 刮鼻部印堂、上迎香、迎香，以皮肤潮红为度。

2 刮颈背部脊柱两侧膀胱经，由风门刮至肺俞穴处，以皮肤出痧为度。

3 刮上肢手阳明大肠经，由曲池经手三里、偏历等穴刮至合谷穴处，以皮肤出痧为度。

4 刮下肢足阳明胃经，由足三里刮至丰隆穴处，以皮肤出痧为度。

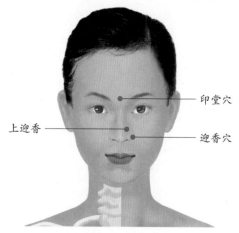

印堂穴
上迎香
迎香穴

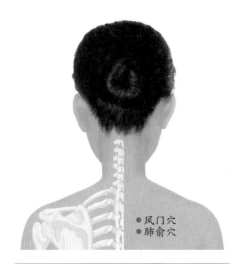

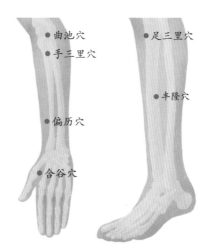

🔘 原理分析

印堂、上迎香、迎香均位于鼻旁，可通利鼻腔；风门疏风散寒，肺俞补益肺气；手阳明经在鼻旁与足阳明胃经相接，故刮手足阳明经穴位以疏通阳明气血，通利鼻窍；足阳明胃经腧穴还可健脾胃，益气血，化痰湿，以清利鼻窍。

📍 快速有效的小妙招

1. 将黄连、辛夷花各 3 克，冰片 0.6 克共研细末，取适量药末吹入鼻腔，每日 2 ～ 4 次，适于急性鼻窦炎者。
2. 将葱白 10 克捣烂，绞汁，涂鼻唇之间，每日 2 次，或用开水冲后，温熏口鼻。
3. 按摩或用小鱼际部位擦迎香穴、上迎香穴，每日每穴 30 次。

🔘 辅助饮食保健法

1.辛夷花煲鸡蛋

取辛夷花 10 ～ 20 克，鸡蛋 2 个。用辛荑花、鸡蛋加水适量同煮，鸡蛋煮熟后去壳再煮片刻，饮汤吃蛋。可清热通鼻窍。

2.参苓粥

取党参 20 克，白茯苓 20 克，生姜 10 克，白芷 6 克，粳米 100 克。将党参、茯苓、生姜、白芷浸泡 30 分钟后，加入适量的水，煎煮 30 分钟后去渣取药汁，用药汁煮粳米，煮烂成粥后服用。

3.辛荑花煲鸡蛋

准备辛荑花 10 ～ 20 克，鸡蛋 2 只。用辛荑花、鸡蛋加水适量同煮，蛋熟后去壳再煮片刻。饮汤吃蛋。

扁桃体炎
利咽止痛，化痰除湿

扁桃体炎分为急性扁桃体炎和慢性扁桃体炎，急性扁桃体炎是腭扁桃体的急性非特异性炎症，常伴有一定程度的咽黏膜及其他咽淋巴组织的炎症，起病急，在季节更替、气温变化时容易发病。慢性扁桃体炎是腭扁桃体隐窝及其实质的慢性炎症，常有急性扁桃体炎发作史。

病因分析

1 体质虚弱，卫气不足，风热之邪直接经口鼻入侵，壅结于咽，而为本病。

2 平素喜肥甘厚味、辛辣之品，损伤脾胃，积热内蕴，复感风邪，风热相搏，气血壅滞，结于咽旁，而发本病。

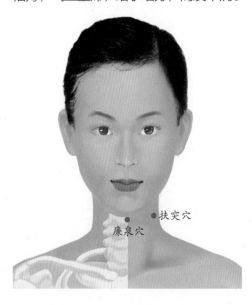

扶突穴
廉泉穴

主要症状

急性扁桃体炎表现为咽痛，吞咽、讲话或咳嗽时咽痛加重，畏寒，发热，甚至高热，头痛，背部及四肢酸痛，伴有便秘和食欲不振等症状。慢性扁桃体炎常有咽部干燥、灼热、疼痛、发痒、干咳、异物感及口臭等症状，伴头痛、乏力、低热等症状，但有的病人也可无自觉症状。

简易部位刮痧疗法

刮拭部位： 咽部、背部、上肢、下肢。

刮拭步骤：

1 先刮咽部廉泉、扶突，以皮肤出痧为度。

2 刮背部脊柱正中督脉，从大椎往下刮至身柱；再刮脊柱两侧膀胱经，从风门往下刮至肺俞，均以皮肤出痧为度。

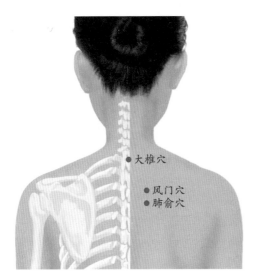

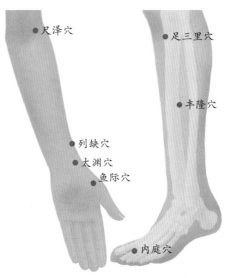

3 刮上肢内侧前肺经，从尺泽穴往下经列缺、太渊刮至鱼际穴，以皮肤出痧为度。

4 刮下肢外侧胃经，从足三里往下刮至丰隆穴，再刮足部内庭穴；刮下肢肾经，从太溪刮至照海穴，均以皮肤出痧为度。

◖原理分析

廉泉、天突位于咽部，可疏通局部气血，清利咽喉；背部督脉及膀胱经所刮腧穴，可疏风清热，祛除外邪；肺经所刮腧穴可清肺热，利咽止痛；足三里、丰隆健脾助运，化痰除湿；内庭清内热；太溪、照海益肾滋阴，清利咽喉。

◗ 辅助饮食保健法

1.牛蒡饮

鲜牛蒡根 60 克，水煎后，1 日多次饮服。

2.丝瓜汁

丝瓜 150 克，切段捣烂绞汁，每次取 100 毫升，沸水冲服。

3.蒲公英粥

取蒲公英 40～60 克（鲜品 60～90克），粳米 50～100 克。将蒲公英洗净切碎，煎煮去渣取汁，用药汁煎煮粳米，煮烂成粥。

4.五汁饮

取雪梨 100 克，甘蔗 100 克，荸荠 100 克，藕 100 克，新鲜芦根 100克。将上五味榨汁混合，每日饮用，10 天为 1 疗程。

慢性支气管炎
疏风清热，补肺健脾

慢性支气管炎是气管、支气管黏膜及其周围组织的慢性非特异性炎症。临床上以咳嗽、咳痰或伴有气喘等反复发作为主要症状，每年持续 3 个月，连续 2 年以上。早期症状轻微，多于冬季发作，春夏缓解。晚期因炎症加重，症状可常年存在。病情呈缓慢进行性进展，常并发阻塞性肺气肿，严重者常发生肺动脉高压，甚至肺源性心脏病。

病因分析

1 正气不足，冬春季节寒冷或气候突变之时，外邪从口鼻而入或侵袭皮毛，内舍于肺，肺气不宣，肃降失调，引起咳嗽。如咳嗽迁延不愈，久咳伤肺，肺气上逆，卫外不固，反复发作，脾肾受损，而逐渐形成本病。

2 饮食不节，脾胃受损，脾失健运，水湿留阻，痰引内聚，留滞肺络，阻塞气道，而发本病。

3 肺为气之主，肾为气之根，肺病经久不愈，必累及肾，肾不纳气，而发本病。

主要症状

咳嗽、咳痰为慢性支气管炎的主要症状，症状可常年存在。初起大多病轻，咳嗽，咳痰，痰白黏泡沫样，不易咯出；继发感染时则高热，寒战，咳嗽加剧，痰量增多，白黏或黄脓样；有部分过敏体质的病人在慢性支气管炎病情加重时，可出现喘息、哮鸣音，甚至不能平卧。

简易部位刮痧疗法

刮拭部位：背部、胸部、上肢、下肢。

刮拭步骤：

1 先刮背部定喘穴，再刮背部脊柱两侧膀胱经，从风门穴经肺俞、膈俞、肝俞、脾俞、胃俞刮至肾俞，均以皮肤出痧为度。

2 刮上肢手太阴肺经，从尺泽穴往下经孔最、列缺、太渊刮至鱼际穴，以皮肤潮红为度。

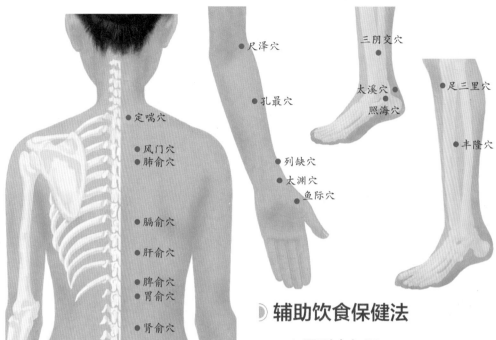

尺泽穴
三阴交穴
孔最穴
太溪穴
照海穴
足三里穴
列缺穴
太渊穴
鱼际穴
丰隆穴

定喘穴
风门穴
肺俞穴
膈俞穴
肝俞穴
脾俞穴
胃俞穴
肾俞穴

3 刮下肢足太阴脾经，从阴陵泉刮至三阴交穴；刮足阳明胃经，从足三里刮至丰隆穴；刮足少阴肾经，从太溪刮至照海穴；均以皮肤出痧为度。

🔵 原理分析

定喘穴为止咳定喘之经验要穴；足太阳膀胱经上背腧穴为五脏六腑之精气输注于背部的穴位，刮以上背腧穴可共奏疏风清热、补肺健脾、舒肝行气、益肾纳气之功；所刮肺经各腧穴可补肺气，清肺热，止喘嗽；阴陵泉、三阴交、足三里、丰隆健脾益胃，补中益气，化痰除湿；太溪、照海补肾纳气。

🌓 辅助饮食保健法

1.雪梨杏仁汤

取雪梨1个，杏仁10克，白砂糖30～40克。将上述材料一同放入砂锅，加入适量清水，炖煮1小时后，食梨饮汤。每日3次。

2.百合炖肉汤

取百合100克，瘦猪肉500克。将百合、瘦肉一同放入砂锅，炖熟后调味食用，喝肉饮汤。

3.金钱向日葵汤

取干向日葵300克，干金钱草100克。将向日葵、金钱草洗净后加水1200毫升，煎煮1小时后，滤渣加水再煎煮1小时，合并药液，浓缩为240毫升，成人每次饮用60毫升，1日1次。

颈椎病
益骨生髓，调理气血

颈椎病是指由于颈椎间盘退变、颈椎椎体骨质增生、韧带等组织的退行性病变，刺激和压迫神经根、脊髓和颈部交感神经，或影响椎动脉供血所引起的一组症候群。颈椎病多见于中老年人，但近年来随着生活节奏的加快、电脑的普及等，年轻人发病呈急速上升的趋势。

病因分析

1 中医学认为年老体衰，肝肾不足，气血亏虚，筋骨失养；或伏案久坐，劳损筋肉；或感受外邪，外邪客于经脉，气血不通；或扭挫损伤，气血瘀滞，而发为本病。

2 西医学认为由于颈椎间盘退变、椎体骨质增生、韧带钙化等病变导致椎间隙变窄、椎间孔缩小，神经根、脊髓、颈部交感神经或椎动脉受到压迫或刺激而致。

主要症状

患者早期常感到颈部僵硬、酸胀、疼痛等不适，可伴有头痛、头晕、恶心，肩背酸痛，并放射至臂部或手指，颈部活动受限。重者可出现手指麻无力，肢体酸软无力，甚至大小便失禁、瘫痪等症。

简易部位刮痧疗法

刮拭部位：颈背部、肩部、上肢、下肢。

刮拭步骤：

1 刮颈背部脊柱正中督脉，由风府穴向下经大椎，刮至身柱穴处；刮颈背部脊柱两侧膀胱经，由天柱穴处向下经大杼、风门刮至肺俞穴处，均以皮肤出痧为度。

2 刮肩部足少阳胆经，由风池穴刮至肩井穴处，以皮肤出痧为度。

3 刮手阳明大肠经，由肩部巨骨穴沿上肢外侧前向下经肩髃、臂臑、曲池、手三里等，刮至合谷穴处；再刮手太阳小肠经，由小海穴沿上肢外侧后向下经支正、养老等穴刮至后溪穴处，均以皮肤出痧为度。

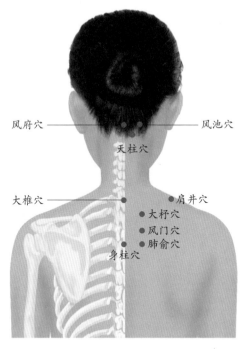

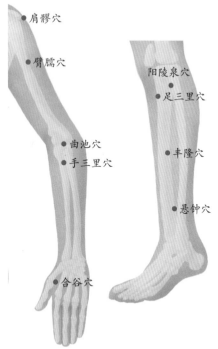

4 刮下肢胃经，由足三里刮至丰隆；再刮下肢胆经，由阳陵泉刮至悬钟，以皮肤出痧为度。

原理分析

颈背部督脉、膀胱经诸穴位于颈椎部，局部取穴可疏通局部气血；同时督脉为诸阳之会，刮之可激发阳经之气，通经活络；风池可祛风散邪，肩井行气活血；颈椎病疼痛常沿手阳明大肠经与手太阳小肠经放射至上肢及手指，刮之以通经活络，调理气血；足三里、丰隆健脾化痰，补益气血；阳陵泉疏筋活络，悬钟为髓会，可益骨生髓。

辅助饮食保健法

1.葛根赤小豆粥

取葛根 15 克，赤小豆 20 克，粳米 30 克。将葛根煎煮 30 分钟后，去渣取汁，用药汁熬煮赤小豆及粳米，煮烂成粥，适用于颈项僵硬者。

2.壮骨汤

取猪骨 200～300 克，杜仲、枸杞子各 12 克，桂圆肉 15 克，牛膝 10 克，淮山药 30 克。将以上材料一同放入砂锅内，加水适量，武火煮沸，文火煎 60 分钟，加适量花生油、盐、葱、姜等调味后服用，适于肝肾不足型颈椎病。

落枕
痛则不通，通则不痛

　　落枕又称"失枕"，临床以急性颈部肌肉痉挛，强直、疼痛、活动受限为主要表现的病症，多于晨起时发现。落枕多见于成年人，若反复发作常常是颈椎病变的反映。

◗ 病因分析

1 体虚劳累过度、睡姿不当、枕头高低不适，颈部肌肉处于长时间过分牵拉或紧张状态，导致颈部气血不和，筋脉拘急而发为落枕。

2 因颈部扭伤，或感受风寒，使颈部经气不调，气血阻滞，筋脉拘急而发为落枕。

◗ 主要症状

　　通常在早晨起床后，突感颈项强直或头部向一侧歪斜，前后左右转动不利，活动受限。患部一侧酸楚疼痛，并可向同侧肩部及上肢扩散。局部压痛明显，但无红肿。

◗ 简易部位刮痧疗法

　　刮拭部位：颈枕部、肩背部、上肢、下肢。

刮拭步骤：

1 刮颈枕部胆经，从风池穴经完骨穴刮至肩井穴处，以皮肤出痧为度。

2 刮肩背部督脉风府至大椎穴，再刮肩背部小肠经从肩中俞经肩外俞、曲垣、秉风等刮至天宗穴处，以皮肤出痧为度。

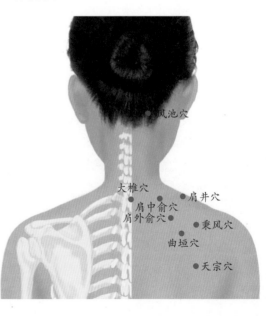

风池穴
大椎穴
肩中俞穴
肩外俞穴
肩井穴
秉风穴
曲垣穴
天宗穴

3 刮上肢小肠经，从阳谷经腕骨穴刮至后溪穴处，以皮肤出痧为度。

4 刮下肢胆经，从阳陵泉往下经光明等穴刮至悬钟穴处，以皮肤出痧为度。

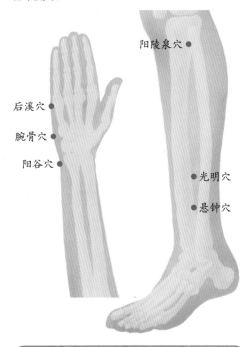

阳陵泉穴

后溪穴

腕骨穴

阳谷穴

光明穴

悬钟穴

☯ 原理分析

    落枕痛在项背，项背部压痛明显，且不能前俯后仰者，病变以督脉及太阳经为主，故取督脉及手太阳小肠经穴位，远近相配，以疏通局部及督脉、太阳经经气，使通则不痛；落枕痛在颈、臂，颈项侧部压痛明显，且不能左右回顾及两侧偏斜者，病在少阳经，故取足少阳胆经穴位，远端、近端共同取穴，疏通胆经及局部气血，而使通则不痛。

◗ 辅助饮食保健法

葛根赤小豆粥

    取葛根15克，赤小豆200克。将葛根用水煎15分钟后，去渣取汁。再在葛根汁中加入赤小豆煮烂成粥。

● 快速有效的小妙招

1. 将食用米醋 500～1000 毫升加热至 40℃左右，然后用毛巾浸入米醋中，拧干后做颈部热敷，每次 20～30 分钟，早晚各 1 次。

2. 在左右手掌背面，第 2 和第 3 掌骨间，掌指关节后 0.5 寸处各有一落枕点，用大拇指直立切压此穴 2～3 分钟，并同时活动颈部，症状会较快缓解。

3. 用拇指重按下肢承山穴，至局部酸胀，边按边活动患肢，也可减轻落枕症状。

4. 葛根 100 克，白芍 50 克，甘草 20 克。用白棉布包好放入锅中，急火煎煮约 30 分钟后取出，温度适宜后趁热将药包外敷于疼痛部。每次 30 分钟，每日 1 次。

皮肤瘙痒症
健脾益气，清热利湿

皮肤瘙痒症是指无原发性皮肤损害，只有皮肤瘙痒的一种皮肤病，分全身性和局限性两种，中医称之为风瘙痒。常见于各种皮肤疾病，以及食物过敏、药物过敏、经前瘾疹、妊娠风疹、阴痒等病。

◗ 病因分析

1 体质素虚，卫外不固，风热之邪客于肌表，风善行而数变，热为阳邪，火者热之盛，火性炎上，而发为本病。

2 饮食不节，过食肥甘厚味，致脾胃运化失职，湿热内生，肠胃湿热郁于肌肤，而发为本病。

3 久病或年老血虚，气血不足，虚风内生，或血虚不能滋养润泽肌肤，而发为本病。

4 情志不舒，长期抑郁，致肝气郁结，肝风内生，而发本病。

◗ 主要症状

全身或局限性剧烈瘙痒，瘙痒见于全身或局限于肛门、阴囊或外阴部。阵发性剧烈瘙痒，常在夜间加重，病人常用手抓挠不止。可因抓挠过度而发生抓痕、血痂，日久可出现湿疹化、苔藓样变及色素沉着。

◗ 简易部位刮痧疗法

刮拭部位：颈部、背部、上肢、下肢。

刮拭步骤：

1 先刮颈部胆经风池穴，再刮背部脊柱正中督脉大椎穴，背部脊柱两侧膀胱经，从风门穴经肺俞、膈俞、肝俞、脾俞、胃俞刮至肾俞，均以皮肤出痧为度。

2 刮上肢手阳明大肠经，从曲池穴往下刮至合谷穴，以皮肤出痧为度。

3 刮下肢足太阴脾经，从血海往下经阴陵泉刮至三阴交穴；刮足阳明胃经，从足三里刮至丰隆穴；刮足少阴肾经，从太溪刮至照海穴；最后刮足厥阴肝经太冲穴，均以皮肤出痧为度。

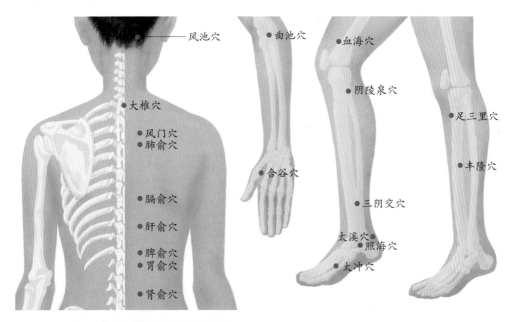

风池穴

曲池穴　血海穴

大椎穴

阴陵泉穴

风门穴
肺俞穴

足三里穴

合谷穴

丰隆穴

膈俞穴

肝俞穴

三阴交穴

脾俞穴
胃俞穴

太溪穴　照海穴

太冲穴

肾俞穴

◑ 原理分析

　　风池祛风散邪；大椎清热解毒；风门、肺俞疏风清热；膈俞、肝俞行气活血化瘀；脾俞、胃俞、肾俞健脾胃，补肾气；曲池、合谷行气活血，清阳明经热；血海行血活血；阴陵泉、三阴交健脾益气，清热利湿；足三里、丰隆健脾胃，益气生血，化痰除湿；太溪、照海补肾滋阴；太冲行气活血。

◉ 快速有效的小妙招

◗ 辅助饮食保健法

1.大枣绿豆汤

　　取大枣 20 枚，绿豆 100 克，猪油 1 匙，冰糖适量。将大枣、绿豆加水共煮，至绿豆开花，放入猪油、冰糖，稍煮片刻即可服用。

2.枇杷银花茶

　　取金银花 10 克，枇杷 4 个。将枇杷洗净，切开去核，捣烂后，加入金银花，以沸水冲泡，频频饮服，适用于风热型皮肤瘙痒症。

1. 将生甘草 30 克、蛇床子 30 克，加入适量清水煎煮，煎 2 遍后和匀，去渣取汁浓缩成 200 毫升，瓶装备用。同时涂局部，每日 2 次。
2. 取苦参 100 克，加入食用白醋适量，浸泡 5 天即成。每日洗浴时，加入苦参醋液 50 毫升于浴水中洗浴，或用棉签蘸药液外搽瘙痒处，每日 2～3 次。

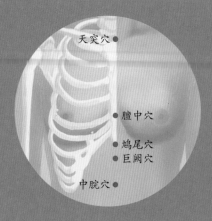

天突穴●

●膻中穴

●鸠尾穴
●巨阙穴

中脘穴●

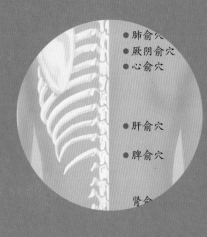

●肺俞穴
●厥阴俞穴
●心俞穴

●肝俞穴

●脾俞穴

肾俞

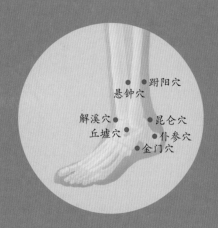

　　●　●跗阳穴
　　悬钟穴

解溪穴●　　●昆仑穴
　丘墟穴●　　●仆参穴
　　　　●金门穴

第 6 章

中老年刮痧，

祛病疗疾、益寿延年

对于一些中老年疾病，尤其是慢性病，刮痧具有很好的功效。刮痧不仅可以帮助中老年人有效地治疗疾病、减轻痛苦，还能够使他们强身健体，达到益寿延年的功效。

高血压
健脾助运，平肝潜阳

高血压是一种常见的心血管疾病，发病率随年龄的增长而增高。临床上凡长期收缩压≥18.7kPa(140mmHg) 或舒张压≥12kPa(90mmHg)，具有二者之一者即可诊断为高血压。高血压可影响重要脏器，尤其是心、脑、肾的功能，甚至导致脏器功能衰竭造成患者死亡。

◗ 病因分析

1 长期情志抑郁、恼怒、肝气郁结、气郁化火、阴液耗伤，肝阳上亢，上扰清空，而发本病。

2 饮食不节，喜食膏粱厚味，过食肥甘，伤及脾胃，脾失健运，致水液代谢失常，聚湿生痰，痰浊中阻，上蒙清窍，而发本病。

3 房事过度，或老年体衰，肾阴不足，肝失所养，水不涵木，阴虚阳亢，肝阳上亢，而发为本病。

◗ 主要症状

头痛、头晕、头胀、耳鸣、眼花、失眠、心悸、健忘等，也可见头部沉重、颈项板紧感。

◗ 简易部位刮痧疗法

刮拭部位：头部、背部、上肢、下肢。

刮拭步骤：

1 刮头部督脉，由头顶百会穴往下经风府等刮至大椎穴，以皮肤出痧为度。

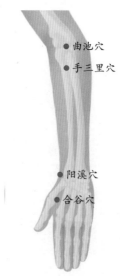

● 曲池穴
● 手三里穴
● 阳溪穴
● 合谷穴

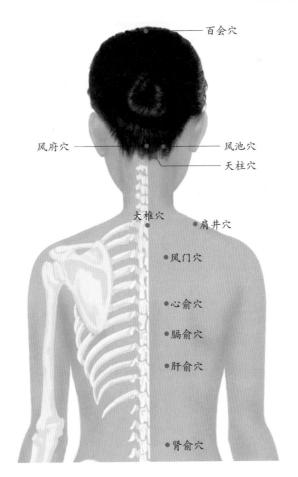

百会穴

风府穴 —— 风池穴
天柱穴

大椎穴 ● 肩井穴

● 风门穴

● 心俞穴

● 膈俞穴

● 肝俞穴

● 肾俞穴

2 刮背部脊柱两侧膀胱经，由天柱穴往下经风门、心俞、膈俞、肝俞等穴刮至肾俞穴处，以皮肤出痧为度。

3 刮足少阳胆经，由颈部风池穴刮至肩背部肩井穴处，再由下肢风市穴经阳陵泉等穴刮至悬钟穴处，以皮肤出痧为度。

4 刮上肢手阳明大肠经，由曲池穴经手三里、阳溪刮至合谷穴处；再刮下肢足阳明胃经，由足三里穴刮至丰隆穴处，以皮肤出痧为度。

5 刮下肢足厥阴肝经太冲穴，以皮肤出痧为度。

○ 原理分析

督脉为诸阳之会，刮背部督脉可清泻诸阳之热；背部膀胱经上背腧穴为五脏六腑之气输注于腰背部的穴位，刮之可调节各脏腑的机能，补虚泻实；胃经诸穴泻阳明实热，健脾助运，化痰祛湿；刮胆经诸穴可疏风行气，泻肝胆之火；刮太冲可舒肝行气，平肝潜阳，泻肝经之火。

◗ 辨证加减刮痧疗法

肝火亢盛

主要症状：头痛而胀，眩晕眼花，面红目赤，急躁易怒，少寐多梦，口苦口干，尿赤便秘。

刮拭穴位：百会、风池、曲池、太冲、行间。

刮拭步骤：

先刮头部百会、风池；再刮上肢曲池；最后刮下肢太冲、行间。

刮拭方法：泻法。

取穴原理：百会居于巅顶，为诸阳之会，并与肝经相通，可泻诸阳之气，平降肝火；刮风池平肝风，潜肝阳；刮曲池泻阳明，理气降压；刮太冲、行间平肝泻火。

阴虚阳亢

主要症状：眩晕头痛，头重脚轻，腰膝酸软，耳鸣健忘，心悸失眠。

刮拭穴位：百会、肝俞、肾俞、太冲、太溪。

刮拭步骤：先刮头部百会；再刮背部肝俞、肾俞；最后刮下肢太冲、太溪。

刮拭方法：泻法。

取穴原理：百会居于巅顶，为诸阳之会，并与肝经相通，可泻诸阳之气，平降肝火；与肝俞、肾俞、太冲、太溪配合，以滋肾阴潜肝阳。

痰湿壅盛

主要症状：头晕头重，胸闷心悸，泛泛欲吐，手足麻木，食少。

刮拭穴位：百会、内关、足三里、丰隆、三阴交。

刮拭步骤：先刮头部百会；再刮上肢内关；最后刮下肢足三里、丰隆、三阴交。

刮拭方法：泻法。

取穴原理：百会居于巅顶，为诸阳之会，可泻诸阳之气，清头目；刮内关可化痰除烦，宽胸止呕；刮足三里、丰隆、三阴交可健脾化痰。

◉ 快速有效的小妙招

1. 磁石、石决明各 30 克（先煎），黄芩、丹皮、桑白皮、丹参、白芍、怀牛膝、首乌、独活、栀子、当归各 15 克，菊花 10 克。将上药熬好后，滤渣，用药水泡双足，每日 1～2 次，每次 15～30 分钟。

2. 按摩头部，用两手食指或中指擦抹前额，再用手掌按擦头部两侧太阳穴部位，然后将手指分开，由前额向枕后反复梳理头发，每次 5～10 分钟。

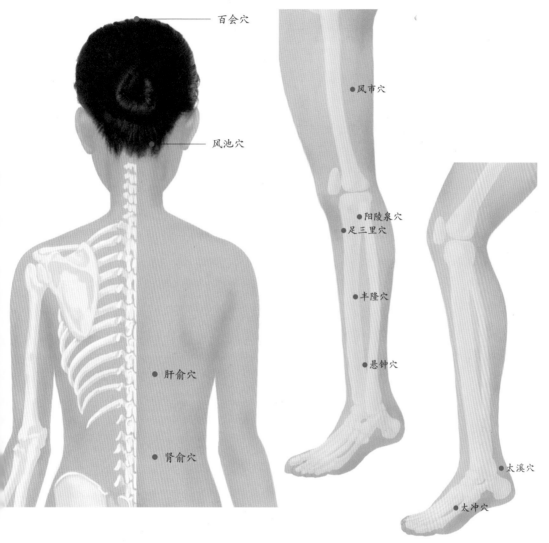

百会穴
风池穴
肝俞穴
肾俞穴
风市穴
阳陵泉穴
足三里穴
丰隆穴
悬钟穴
太溪穴
太冲穴

◗ 辅助饮食保健法

1.玉米须茶

取玉米须适量。将适量玉米须煮水，当茶饮用。

2.菊花茶

取菊花3克，山楂5克，决明子10克。将菊花、山楂、决明子泡茶饮用，每日1剂。

3.芹菜粥

取芹菜连根60克，粳米60克。将芹菜全株带根洗净切段，粳米先加水适量煮烂成粥，待粥将熟之时放入芹菜，加盐少许调味后食用。

糖尿病
清肺热，降胃火

糖尿病是一种常见的内分泌疾病，以多食、多饮、多尿、尿糖及血糖增高为特征。糖尿病分为原发性和继发性二类，以前者多见。原发性糖尿病，又分为胰岛素依赖型（患者多为幼年起病，病情较重）和非胰岛素依赖型（多为成年起病，病情较轻）。糖尿病对人类健康有极大危害，治疗不当或病程较长的糖尿病患者可出现心脑血管、肾脏、眼及神经系统等的慢性损害，如冠心病、尿道感染、白内障、皮肤瘙痒、手足麻木、坏疽等，并可并发酮症酸中毒等急性并发症，可危及生命。

◗ 病因分析

1 饮食失节，长期过食肥甘厚味，辛辣香燥，损伤脾胃，致脾胃运化失职，积热内蕴，化燥伤津，消谷耗液，发为消渴。

2 长期抑郁，暴躁易怒，肝气郁结，或劳心竭虑，思虑过度等，致郁久化火，火热内燔，消灼肺胃阴津而发为消渴。

3 房事不节，劳欲过度，肾精亏损，虚火内生，水火不相既济，致肾虚、肺燥、胃热，发为消渴。

◗ 主要症状

口渴多饮、多食易饥、尿频量多、体重减轻，或尿有甜味。

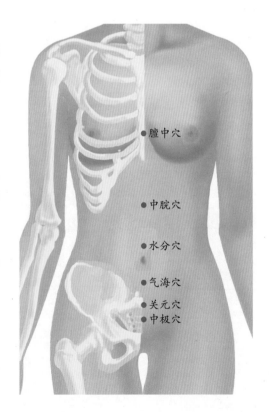

● 膻中穴

● 中脘穴

● 水分穴

● 气海穴
● 关元穴
● 中极穴

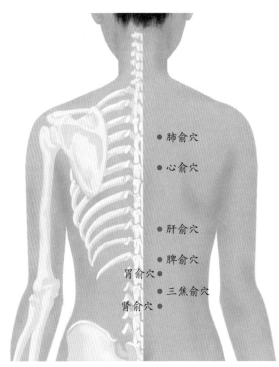

肺俞穴
心俞穴
肝俞穴
脾俞穴
胃俞穴
三焦俞穴
肾俞穴

⏶ 简易部位刮痧疗法

刮拭部位：背部、腹部、上肢、下肢。

刮拭步骤：

1 刮背部脊柱两侧膀胱经，由肺俞穴向下经心俞、肝俞、脾俞、胃俞、肾俞等刮至三焦俞处，以皮肤出痧为度。

2 刮腹部任脉，由膻中经中脘、水分、气海、关元等刮至中极穴处，以皮肤出痧为度。

3 刮上肢肺经，由尺泽穴处向下经孔最、列缺等刮至太渊穴处，以皮肤出痧为度。

4 刮下肢胃经，由足三里刮至丰隆穴处，再刮足部内庭穴；刮下肢肾经，由太溪刮至照海穴；均以皮肤出痧为度。

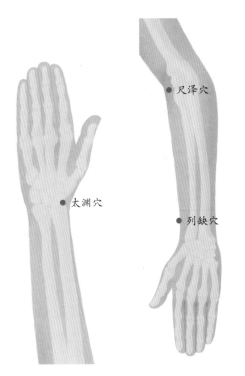

尺泽穴
太渊穴
列缺穴

⟲ 原理分析

足太阳膀胱经上背腧穴为五脏六腑之气输注于腰背部的穴位，可补虚泻实，调节各脏腑的机能；刮任脉诸穴以调理三焦气血，气海、关元还可补肾益气；消渴因肺燥、胃热、肾虚所致，故刮肺、胃、肾三经，以清肺热，降胃火，滋肾阴，助脾运。

◗ 辨证加减刮痧疗法

肺热津伤

主要症状：烦渴多饮，口干舌燥，尿频量多，舌边尖红。

刮拭穴位：肺俞、尺泽、经渠、太渊、鱼际。

刮拭步骤：先刮背部肺俞，再刮上肢肺经尺泽、经渠、太渊、鱼际。

刮拭方法：泻法。

取穴原理：刮拭肺俞、尺泽、经渠、太渊、鱼际共奏清热润肺、生津止渴之功。

肾阴亏虚

主要症状：尿频量多，混浊或尿甜，头晕耳鸣，视物模糊，虚烦多梦，腰膝酸软，全身乏力，皮肤干燥，全身瘙痒。

刮拭穴位：肾俞、命门、关元、太溪、照海。

刮拭步骤：先刮背部肾俞、命门，再刮腹部关元，最后刮下肢太溪、照海。

刮拭方法：补法。

取穴原理：刮拭肾俞、太溪、照海可益肾滋阴，增液润燥；刮命门、关元可补益肾气。

胃热炽盛

主要症状：多食易饥，口渴，尿多，形体消瘦，大便干燥，燥热，汗多。

刮拭穴位：脾俞、胃俞、足三里、三阴交、内庭。

刮拭步骤：
先刮背部脾俞、胃俞，再刮下肢足三里、三阴交、内庭。

刮拭方法：泻法。

取穴原理：刮拭脾俞、胃俞、足三里、三阴交、内庭可清胃泻火，和中养阴。

阴阳两虚

主要症状：小便频数，量多，混浊，面容憔悴，耳轮干枯，腰膝酸软，四肢欠温，畏寒肢冷，性欲减退。

刮拭穴位：肾俞、命门、气海、足三里、三阴交、太溪。

刮拭步骤：先刮背部肾俞、命门，再刮腹部气海，最后刮下肢足三里、三阴交、太溪。

刮拭方法：补法。

取穴原理：刮肾俞、太溪可滋阴益肾；刮命门、气海可益肾气，补肾阳；刮足三里、三阴交可健脾益气。

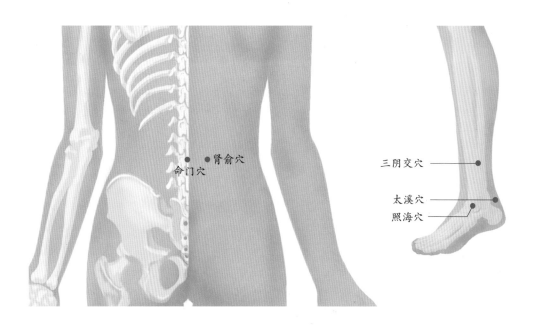

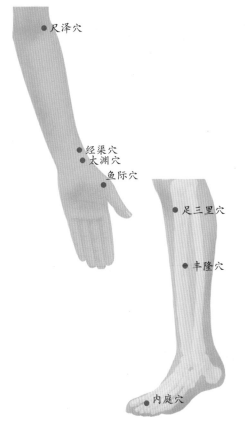

◗ 辅助饮食保健法

1.花粉瓜皮茶

取西瓜皮15克，冬瓜皮15克，天花粉15克。将上述三物加水同煎，滤渣饮汁，每日2次，每次半杯，适用于各型糖尿病。

2.葛根粉粥

取葛根粉30克，粳米50克。将葛根粉、粳米一同入砂锅内，加适量水煮烂成粥，可清热除烦，生津止渴，适用于肺胃炽热型糖尿病。

3.山药粥

取生山药60克，粳米60克。粳米加水如常法煮粥，待粥将熟时，放入去皮切块的山药，煮熟即可，调味服用，适用于阴阳两虚型糖尿病。

高脂血症
清肠腑，行气血

高脂血症是指人体血浆一种或数种脂质成分的含量超过正常最高值限。本病是导致动脉粥样硬化的主要因素之一，与高血压、冠心病和脑血管病的发生关系密切。近年来高脂血症在我国患病率有逐年增高的趋势，尤其多见于中老年人，多有家族史及遗传史。

▶ 病因分析

1 嗜食肥甘或素体脾虚，导致脾失健运，水谷不化，痰浊内生而发为此病。

2 人老体虚，肾气不足，气血渐亏，无力推动气血正常运行而致血脉瘀滞，血中形成脂浊。

3 情志不遂，长期抑郁，肝失疏泄，气机不利，气滞则血瘀，气滞则水停，津液与血液运行失常，留而为痰为瘀，阻滞血脉。或肝失疏泄，横逆犯脾，肝脾不调导致阴阳气血失和，痰浊内生，久则痰瘀互阻，阻滞血脉，而发为本病。

▶ 主要症状

高脂血症早期可无症状，也可有反复发作的腹痛、头晕，可见皮肤、黏膜上有黄色瘤，患者多肥胖。

▶ 简易部位刮痧疗法

刮拭部位：背部、上肢、下肢。

刮拭步骤：

1 刮背部脊柱两侧膀胱经，从肺俞经心俞、督俞、肝俞、脾俞刮至胃俞，以皮肤出痧为度。

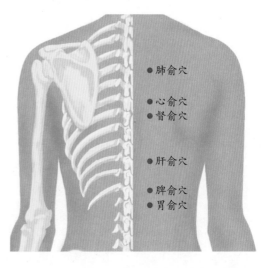

● 肺俞穴

● 心俞穴
● 督俞穴

● 肝俞穴

● 脾俞穴
● 胃俞穴

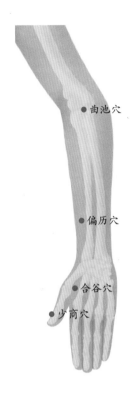

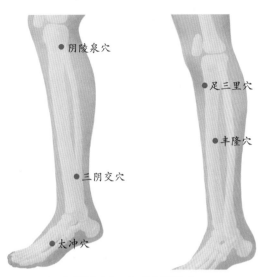

2 刮上肢外侧前部手阳明大肠经，从曲池经偏历、合谷刮至少商穴，以皮肤出痧为度。

3 刮下肢外侧胃经，从足三里往下刮至丰隆穴；再刮下肢内侧脾经，从阴陵泉刮至三阴交；刮足部肝经太冲穴，均以皮肤出痧为度。

取穴原理： 足太阳膀胱经上背腧穴为五脏六腑之气输注于腰背部的穴位，刮心俞至胃俞各穴，可行气活血，清利肝胆，健运脾胃；所刮大肠经诸穴可清肠腑，行气血；所刮脾胃经诸穴，刮之可健脾胃，助运化，化痰利湿；刮太冲可舒肝理气。

辅助饮食保健法

1.山楂菊花饮

取山楂、菊花各 10 克，决明子 15 克。将以上 3 种材料一同放入砂锅内，煎煮 20 分钟后，滤渣取汁，代茶饮服。

2.绞股蓝银杏叶煎剂

取绞股蓝 20 克，银杏叶 30 克。将绞股蓝、银杏叶分别洗净，同入砂锅，加适量水煎煮，当茶饮用，可降低血脂。

3.消脂减肥茶

取生首乌 30 克，生山楂 15 克，草决明 15 克，冬瓜皮 20 克，乌龙茶 3 克。将首乌、生山楂、草决明、冬瓜皮等 4 味共煎，去渣取汁，以药汁冲泡乌龙茶，代茶饮用，每日 1 剂。可降脂、活血、降压、利水。

心绞痛
改善心脏气血运行

心绞痛是冠状动脉供血不足，心肌发生急剧的、短暂的缺血、缺氧所致的病症，劳累、激动、遇寒、饱餐等因素可诱发，发作时突感胸骨后压榨性或窒息性疼痛，可放射至心前区及左上肢内侧等部位。休息或含服硝酸甘油制剂可迅速缓解，伴有心率加快、出冷汗、呼吸困难等症状。

◗ 病因分析

1 情志抑郁，急躁易怒，郁怒伤肝，以致肝郁气滞，气机不畅，气滞血瘀，心脉痹阻，而发为本病。

2 恣食肥甘厚味，饥饱无常，日久损伤脾胃；或忧思伤脾，脾虚气结；脾胃虚弱则运化失司，酿湿生痰，痰浊痹阻心胸，清阳不展，气机不畅，而成本病。

3 素体阳虚，胸阳不振，阴寒之邪乘虚而入，寒凝气滞，胸阳不展，血行不畅，而发本病。

4 年老体虚，肾气亏耗，肾阳虚衰，不能鼓动心阳，致心阳不振，而发本病。

◗ 主要症状

突发胸闷、左胸心前区绞痛、心痛、气短，甚至心痛彻背、喘息不得卧。心痛可向左上肢内侧放射，伴有呼吸困难、面色苍白、四肢逆冷等症状。

◗ 简易部位刮痧疗法

刮拭部位：背部、胸部、上肢、下肢。

刮拭步骤：

1 刮背部脊柱两侧膀胱经，由肺俞穴往下经厥阴俞、心俞、肝俞、脾俞等穴，刮至肾俞穴处，以皮肤出痧为度。

2 刮胸前任脉，由天突穴往下经膻中、鸠尾、巨阙等穴，刮至中脘穴处，以皮肤出痧为度。

3 刮上肢心包经，由曲泽穴往下经郄门、内关等穴，刮至劳宫穴处；再刮心经，由通里穴往下经阴郄刮至神门穴处，均以皮肤出痧为度。

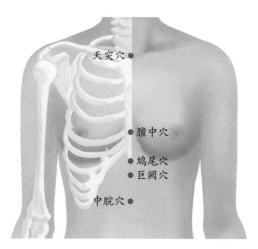

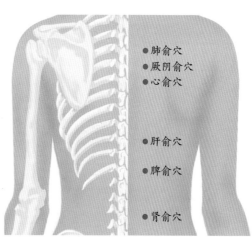

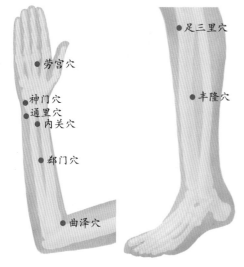

4 刮下肢外侧胃经，由足三里穴往下刮至丰隆穴处，以皮肤出痧为度。

取穴原理：足太阳膀胱经上背腧穴为五脏六腑之气输注于腰背部的穴位，可调节各脏腑的机能，补虚泻实；上述任脉诸穴刮之可宽胸理气，活血通络；心包经、心经与心脏联系密切，可调节心脏气血运行，使通则不痛；刮胃经足三里、丰隆穴可健脾胃，化痰除湿。

❒ 辅助饮食保健法

瓜蒌薤白酒

取瓜蒌30克，薤白20克，糯米酒150克。将瓜蒌、薤白一同放入砂锅，加入糯米酒和水300毫升，武火煮沸后用文火煎熬20分钟，取滤液100毫升。将剩下的药渣，再加水100毫升，熬取滤液80毫升。合并两次滤液即成。每次空腹饮用60毫升，每日3次，连吃1周以上，适用于痰浊阻滞型心绞痛。

📍 快速有效的小妙招

发作时，立即停止活动，舌下含服硝酸甘油0.25～0.5毫克或复方硝酸甘油1片，在3～5分钟内即能缓解，有青光眼的患者忌用。

腰痛
益肾壮腰，通经止痛

腰痛是以患者自觉腰部一侧或两侧疼痛为主要症状的一类病症。腰痛一年四季都可发生，其发病率较高。临床上常见于西医学中的风湿性腰痛、腰肌劳损、腰椎病变及部分内脏病变等疾病。

病因分析

1 居处潮湿，或劳作汗出当风，衣裹冷湿，或冒雨着凉，或劳作于湿热交蒸之处，寒湿、湿热等六淫之邪乘虚入侵，侵袭腰府，造成腰部经脉气血阻滞，不通而痛。

2 长期从事较重的体力劳动，或长期体位不正，或腰部用力不当突然闪挫，跌仆外伤，腰部经络气血阻滞，而生腰痛。

3 先天禀赋不足，或过度劳累，久病体虚，年老体衰，房事不节，致肾精亏损，腰部脉络失于温煦、濡养而发生腰痛。

主要症状

自觉一侧或两侧腰部疼痛；或痛势绵绵，时作时止；或痛处固定，胀痛不适；或如针刺，按之痛甚。

简易部位刮痧疗法

刮拭部位：背部、下肢。

刮拭步骤：

1 刮背部脊柱正中督脉，由脊中向下经命门、腰阳关等穴，刮至腰俞处，以皮肤出痧为度。

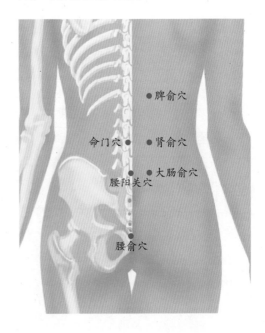

脾俞穴

命门穴　　肾俞穴

大肠俞穴

腰阳关穴

腰俞穴

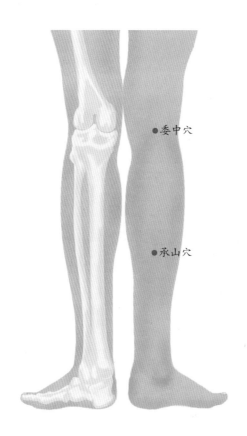

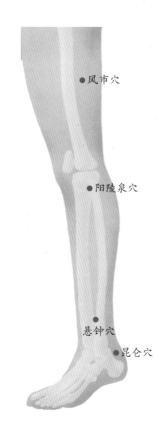

2 刮背部脊柱两侧膀胱经，由脾俞向下经肾俞、大肠俞等穴，刮至八髎穴处，以皮肤出痧为度。

3 刮下肢后侧膀胱经，由委中穴向下经承山刮至昆仑穴处，以皮肤出痧为度。若腰痛放射至下肢外侧，则加刮胆经，由环跳往下经风市、阳陵泉等穴刮至悬钟穴处，以皮肤出痧为度。

取穴原理：督脉、膀胱经循行过腰背处，疏通督脉、膀胱经经脉气血可使通则不痛，刮肾俞、命门、腰阳关可益肾壮腰；刮胆经腧穴可疏通胆经气血，通经止痛。

⑨ 辅助饮食保健法

1.当归生姜羊肉汤

取当归20克，生姜30克，羊肉500克，黄酒、盐、味精、酱油各适量。将羊肉切为碎块，加入当归、生姜、黄酒及盐、味精、酱油，炖煮1～2小时，食肉喝汤，适用于肾虚腰痛。

2. 核桃仁饼

取核桃仁50克，面粉250克，白糖适量。将核桃仁打为碎末，与面粉混合在一起，加水和白糖适量，搅拌均匀，烙为薄饼食用，适用于肾虚腰痛。

肩周炎
疏筋活络，通经止痛

肩周炎即肩关节周围炎，又称"漏肩风""冻结肩""肩凝症""五十肩"等。本病是以肩部疼痛和肩关节活动受限为主症的一种常见疾病。临床上多见于45岁以上的人群，女性发病率高于男性。

病因分析

1 年老体虚，正气不足，营卫渐虚，气血不足，筋失濡养，而发为肩周炎。

2 肩局部感受风寒，或汗出当风，或睡卧露肩，感受风寒湿邪，经脉拘急，局部气血运行不畅，而发为本病。

3 习惯偏侧而卧，或慢性劳损，或外伤等导致局部气血运行不畅，气血瘀滞，而发为本病。

主要症状

1 疼痛，其疼痛性质多为酸痛或钝痛。早期，肩部疼痛剧烈，肿胀明显，疼痛可扩散至同侧颈部和整个上肢。后期，肩部疼痛减轻，但活动障碍显著。

2 活动障碍，病程愈长，活动障碍愈明显。常不能完成穿衣、洗脸、梳头、触摸对侧肩部等动作。肩关节上举、后伸、内收、外展、内旋动作受限制。

3 肌萎缩，病程较久者，由于疼痛和废用，出现肩部肌肉广泛性萎缩，以三角肌最为明显，但疼痛明显减轻。

简易部位刮痧疗法

刮拭部位：肩背部、上肢、下肢。

刮拭步骤：

1 刮手阳明大肠经，由肩部巨骨穴沿上肢外侧前向下经肩髃、臂臑、曲池、手三里等，刮至合谷穴处，以皮肤出痧为度。

2 刮手太阳小肠经，由肩外俞沿上肢外侧后向下经秉风、天宗、肩贞等穴刮至后溪穴处；再刮肩背部足少阳经，从风池穴往下刮至肩井穴，均以皮肤出痧为度。

3 刮下肢足阳明胃经，由足三里穴处沿小腿外侧向下刮至条口穴处；刮下肢足少阳胆经，由阳陵泉向下刮至悬钟穴处，均以皮肤出痧为度。

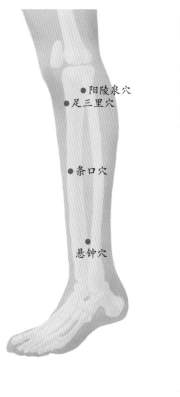

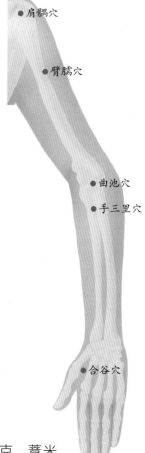

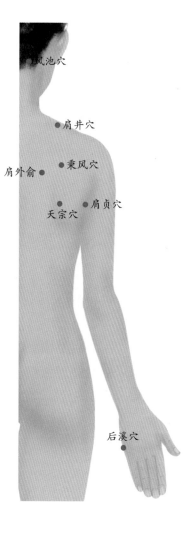

辅助饮食保健法

1.葛根桂枝薏米粥

取葛根 30 克，桂枝 15 克，薏米
30 克，粳米 60 克，盐适量。先将葛
根、桂枝加适量水煮沸 30 分钟去渣取
汁，再将薏米、粳米放入药汁中，武火
煮沸后用文火慢熬，至米烂粥熟，加盐
调味后服用。

2.当归二枝粥

取当归、桂枝各 10 克，桑枝 30
克，大米 100 克。将当归、桂枝、桑
枝加适量水煮沸 30 分钟去渣取汁，用
药汁煮大米，熬烂成粥。

原理分析

肩周炎肩部疼痛及活动受限
部位分别为肩前侧、肩外侧、肩后
侧，分别为阳明、少阳、太阳经经
脉循行所过部位。因此，刮肩背部
阳明、少阳、太阳经可疏通三阳经
气血，刮远端阳明、少阳经穴位同
样可疏筋活络，通经止痛。

足跟痛
益肾健骨，强筋止痛

　　在行走或站立时足跟一侧或两侧疼痛，不红不肿，又称脚跟痛，是由于急性或慢性损伤引起的足跟部疼痛，是一种常见的中老年慢性疾病。

◗ 病因分析

1 中医学认为，年老肝肾亏虚，体质虚弱，气血失和，不能濡养跟骨、筋脉，复因风、寒、湿邪侵袭，外伤、劳损等致使气滞血瘀，经络不通而发为本病。

2 西医学认为，由于暴力、慢性劳损等导致足跟部脂肪纤维垫、滑囊、骨膜、肌腱损伤，以及足跟骨质增生等原因，而引起足跟痛。

◗ 主要症状

　　本病轻者站立、走路时足跟疼痛，休息后减轻；重者足跟不敢着地，不能站立或行走。平卧时亦有持续酸胀、灼热性疼痛，疼痛可向前脚掌及小腿后侧扩散。

◗ 简易部位刮痧疗法

　　刮拭部位：下肢。

　　刮拭步骤：

1 刮下肢足少阴肾经，从复溜经太溪、大钟、水泉刮至照海穴，以皮肤出痧为度。

2 刮下肢足太阳膀胱经，从跗阳穴经昆仑、仆参、申脉等穴刮至金门穴，以皮肤出痧为度。

3 刮下肢足少阳胆经，从悬钟穴刮至丘墟穴处，以皮肤出痧为度。

4 刮下肢足阳明胃经，从足三里经丰隆刮至解溪穴处，以皮肤出痧为度。

　　取穴原理：所刮肾经腧穴可益肾健骨，强筋止痛；刮足三阳经位于足跟部的腧穴可疏经通络，行气活血；悬钟为髓会，刮之可补髓壮骨，通经活络；刮足三里、丰隆可健脾益气，化痰除湿。

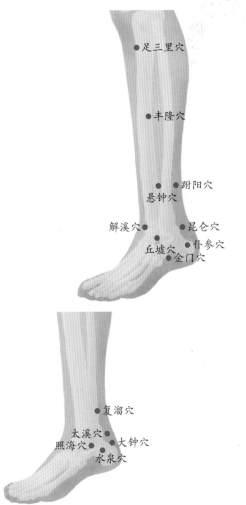

足三里穴

丰隆穴

附阳穴
悬钟穴

解溪穴　　昆仑穴
丘墟穴　仆参穴
金门穴

复溜穴
太溪穴
照海穴　大钟穴
水泉穴

▶ 辅助饮食保健法

1.薏米姜蔻粥

取薏米 30 克，干姜、高良姜各 5克，白豆蔻 3 克，大米 50 克。将干姜、高良姜、白豆蔻加适量水，煎煮30 分钟后去渣取汁，用药汁与大米、薏米同煮为粥服食，每日 2 次，适用于寒湿型足跟痛。

2.韭菜炒羊肝

取韭菜 100 克，羊肝 120 克，淀粉、葱、姜、蒜、盐各适量。将韭菜洗净切段；羊肝洗净切片，加淀粉适量拌匀，锅中放植物油适量烧热后，下羊肝翻炒，待熟时，下韭菜，翻炒至熟，调味后食用，适用于肝肾不足型足跟痛。

3.苏藤元胡粥

取黑豆、大米各 100 克，苏木 15克，鸡血藤 30 克，元胡粉 5 克，红糖适量。将黑豆洗净后加水煮至五成熟时，放入苏木、鸡血藤水煎液再煮，至八成熟时，放入大米、元胡粉及清水适量，煮烂成粥，红糖调服，适用于痰瘀阻滞型足跟痛。

● 快速有效的小妙招

1. 取乌梅适量去核，加入少许醋捣烂，再加入少许盐，搅匀后涂敷在足跟，用纱布外包、胶布固定。每天敷 1 次，连用半个月，能有效缓解足跟痛症状。

2. 用 15 ～ 20 克的花椒与 2 升水共煮，然后用煮好的花椒水泡脚 30 分钟即可。花椒辛温发散，坚持每晚用花椒水泡脚，再给足部做简单的按摩，可促进足跟局部的血液循环。

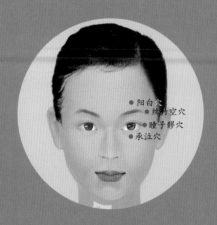

●阳白穴
●丝竹空穴
●瞳子髎穴
●承泣穴

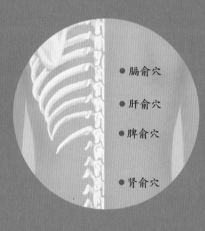

●膈俞穴
●肝俞穴
●脾俞穴
●肾俞穴

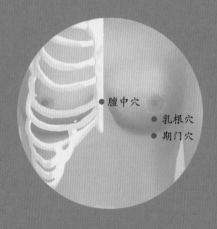

●膻中穴
●乳根穴
●期门穴

第 7 章

女性刮痧，
让美由内而外散发出来

刮痧不仅具有养颜瘦体的美容功效，还可以调治各种妇科炎症。当女性朋友在为自己的身材、疾病忧心忡忡时，刮痧能够消除这种困扰，还给女人健康和美丽。

减肥
益气活血，促进新陈代谢

　　中医认为肥胖绝大多数是由经络被阻、气滞血瘀造成的。气血运行不畅造成了我们身体的脏腑功能紊乱，饮食无法控制，体内的垃圾没有办法被运送出去，久而久之，痰湿蓄积，形成肥胖病。还可能诱发高血压、高血脂、冠心病和糖尿病等严重危害人体健康的多种疾病。

　　刮痧可以打通经脉，促进毒素排除，预防和治疗肥胖症。另外，坚持对肥胖的局部进行刮痧，对各种原因的局部肥胖均有减肥效果。

❱ 刮痧疗法

　　刮拭穴位：膻中、中脘上下部位、脐周、天枢、关元、肾俞、三阴交、丰隆、足三里。

　　刮拭步骤：用补泻兼施的方法先刮背部肾俞，然后刮胸部膻中，再刮腹部中脘上下部位、脐周、天枢、关元，刮下肢内侧三阴交，最后刮足三里至丰隆。

❱ 辅助按摩保健法

　　按摩部位：胸部、腹部、腰背部、臀部。

　　按摩方法：

1. 右手掌从心口窝开始按摩，经左肋下，向下到小腹，向上经右肋下回摩到原处，如此环摩 36 圈。然后以左手掌从心口窝以同样的手法向相反方向环摩 36 圈。

2. 仰躺或坐着，用拇指尖分别按在上脘、中脘、双侧天枢（即脐旁 2 寸，左右各一穴）、气海等各穴上，感觉到酸痛后，拇指尖在各穴位上揉转 10 圈。

3. 取俯卧位，按摩者两手掌置于臀部最高处，然后向四周做放射状搓揉动作，反复 5 ～ 10 分钟。

　　取穴原理：体内的水湿运化过程是肺、脾、肾三脏共同参与完成的，刮拭背部膀胱经的有关俞穴可补肾益气；膻中穴具有理气化痰的作用；中脘、关元、脐周为局部取穴，可健脾除湿；三阴交、足三里可健脾除湿；丰隆可祛痰

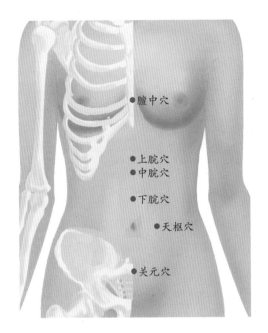

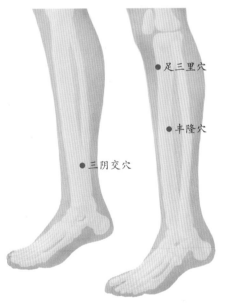

除湿。因此，刮拭这些穴位可以健脾益肾，宣肺化痰，益气活血，促进新陈代谢，调整内分泌功能，消除体内多余的水湿和脂肪，达到减肥效果。

辅助饮食保健法

1.百合炒南瓜

南瓜对半切开，削去外皮，挖出内瓤，切成薄厚适宜的片。百合剥成瓣，去掉外边褐色部分，洗净。大火烧开水，放入百合瓣氽烫 2 分钟，捞出，沥干水分。炒锅内放入油，烧至七成热时放入南瓜片，翻炒均匀。加入适量水稍稍没过南瓜，大火煮开后小火焖七八分钟至南瓜熟软。锅中还有少量汤汁，放入百合焖 2 分钟，加入盐，大火翻炒收干汤汁即可。南瓜具有减肥、降糖的功用，百合具有滋补、安心养神、降糖的功用，两者搭配，营养又减肥。

2.白菜汤羹

准备白菜心 2000 克，冻豆腐 1 块，红柿子椒、青柿子椒各 100 克，熬浓的黄瓜汁、盐、鸡精各适量。将白菜心、青柿子椒、红柿子椒分别切成 4 厘米长的细丝。把白菜心、青柿子椒丝、红柿子椒丝和冻豆腐用盐腌 20 分钟，倒出盐水，加入味精和黄瓜汁。待锅中的水煮滚，加入以上材料煮 2 分钟，加鸡精即可。

快速有效的小妙招

每餐前半小时喝水 1 杯，餐后两个半小时再喝 1 杯水，有助于减弱身体对渴与饿的感觉。

丰胸
消除肝脏郁结，改善乳房发育状况

丰盈而有弹性、两侧对称、大小适中的乳房，往往带给女性美感和自信。通常乳房的大小和线条很大程度上是由先天因素决定的，但是中医认为人的肝气疏泄不畅，胃部运化水谷精微的能力不够，以及肾气不足，都会使得胸部营养不良，或雌性激素分泌不够，而导致乳房发育不良。

由此看来，胸部的保健直接关系着全身脏腑的功能活动，因此坚持胸部保健刮痧，不但可以健美胸部，还可以增强各脏器的新陈代谢。

◗ 简易穴位刮痧疗法

刮拭穴位：足三里穴，三阴交穴，太冲穴。

刮拭步骤：患者取仰卧位，先在刮拭部位均匀涂抹刮痧介质，然后刮拭下肢足三里、三阴交和太冲穴，以局部皮肤呈现红色斑点为度。

◗ 辅助按摩保健法

按摩部位：胸部。

按摩方法：

1. 用右手掌面在左侧乳房上部，即锁骨下方着力，均匀柔和地向下直推至乳房根部，再向上沿原路线推回，做 20 ~ 50 次后，换左手按摩右乳房 20 ~ 50 次。

2. 用左手掌根和掌面自胸正中部着力，横向推按右侧乳房直至腋下，返回时用五指指面将乳房组织带回，反复 20 ~ 50 次后，换右手按摩左乳房 20 ~ 50 次。

3. 每晚临睡前用热毛巾敷两侧乳房 3 ~ 5 分钟，用手掌部按摩乳房周围，从左到右，按摩 20 ~ 50 次。

取穴原理：刮拭乳四穴可疏通胸部局部的气血经络；足三里穴也可疏通经络，还可调理脾胃；三阴交穴可以促进任脉、督脉、冲脉的畅通，补足肾气、脾气和肝气。太冲穴可以起到消除肝脏郁结的作用。通过肝、肾、脾、胃的刺激，能够调节内分泌，促进乳房的营养摄取，最终改善乳房发育状况。

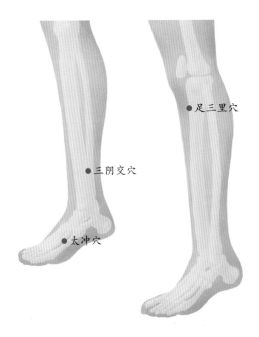

足三里穴

三阴交穴

太冲穴

3.雪梨鲜奶炖木瓜

准备雪花梨 350 克，木瓜 300 克，牛奶 500 克，蜂蜜 5 克。雪梨、木瓜分别用水洗净，削去外皮，去掉核、瓤，切成块。将雪梨、木瓜块放入炖盅内，加入鲜牛奶、清水，放在火上，先用大火烧开，盖好盖，改用小火炖半小时，至雪梨、木瓜软烂时，放入蜂蜜调好口味即可。

◗ 辅助饮食保健法

1.玉米粥

先取粳米适量加水煮粥，然后将玉米粉加清水适量调匀，待粳米煮粥将成时加入同煮至稠，每日服食 1～2 次，丰胸又减肥。

2.木瓜粥

准备粳米 100 克，木瓜 200 克，白砂糖 50 克。将木瓜冲洗干净，用冷水浸泡后，上笼蒸熟，趁热切成小块。粳米淘洗干净，用冷水浸泡半小时，捞起，沥干水分。锅中加入约 1000 毫升冷水，放入粳米，先用旺火煮沸后，再改用小火煮半小时，下入木瓜块，用白糖调好味，续煮至粳米软烂，即可盛起食用。

● 快速有效的小妙招

1. 半蹲后，让腰、背挺直贴在墙上，双手置于膝盖上，举起双手到垂直位置，头、手尽量向上伸，但腰部必须保持直立。每天做 2 次，每次 3～5 分钟。

2. 盘腿端坐，两脚底并拢；两膝尽量向下，上半身尽量向上伸展，两臂尽量向上伸直；用鼻吸气，控制双肩不上抬，充分扩展胸廓，同时上半身前倾、腹部尽量下压；上半身倾至最大限度，屏住呼吸；等到憋不住气时、边用嘴吐气边抬起上半身，两臂不要用力。起身呼吸 5 次稍做调整后，重复此动作 5～10 次。呼吸过程中可以舒展上腹部，但小腹一定要收紧。

防皱

滋润肌肤，抚平皱纹

女性通常 25 岁时便有小细纹出现在皮肤上了，这是肌肤衰老的最初征兆。40 岁以上，各种皱纹如抬头纹、法令纹和笑纹等就清晰可见了。因此及早护理和保健，对于延缓皮肤老化十分重要。

皱纹形成的原因和肌肤老化有很大的关系，当肌肤状况不佳时，往往造成水分的流失，肌肤失去保水能力而没有弹性，就变得粗糙、干燥，继而朝着同一个方向深陷而形成皱纹。想要淡化皱纹，可以常常刮痧，因为刮痧的方法可以滋润肌肤，抚平皱纹的痕迹，是你维持年轻的有效武器。

简易穴位刮痧疗法

刮拭主穴： 丝竹空、翳风、攒竹、太阳、巨髎、颊车、足三里、迎香、合谷、曲池、中脘。

辨证加减：

脾胃虚弱者加选第 1～4 颈椎两侧、第 10～12 胸椎两侧夹脊穴、大椎、脾俞、肾俞、合谷、内关、三阴交、太白、皱纹局部；肺气虚弱者加选第 1～4 颈椎两侧、第 1～4 胸椎两侧夹脊穴、太渊、合谷、肺俞、脾俞、肾俞、三阴交、皱纹局部；肾虚精亏者加选第 1～2 腰椎两侧夹脊穴、腰骶部、肾俞、脾俞、三阴交、太溪。

根据皱纹分布分别选取主穴：

1. 额纹：头维、阳白、头临泣、印堂。
2. 鱼尾纹：太阳、瞳子髎、丝竹空、角孙。
3. 鼻唇纹：迎香、颧髎、四白、下关穴。
4. 颈纹：风池、翳风、扶突穴。

刮拭步骤：

1 面部刮痧之前，应彻底清洁面部。不用或稍用刮痧油做润滑剂。主穴每次选 3 个，再根据各型的辨证要点进行配穴加减，配穴每次选 1～2 个，前者用泻法，后者用补法。

2 根据皱纹的局部情况，相应在局部选取一组穴位，按照面部刮拭的常规方法（与步骤 1 相同）进行刮痧。

取穴原理： 近端取穴与远端取穴

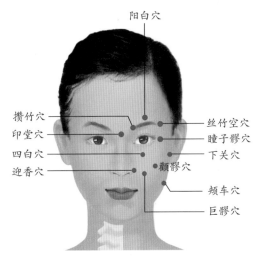

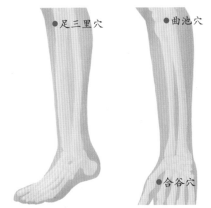

相结合。即从局部角度出发，在易出现皱纹处就近取穴，又从脏腑气穴整体调理着眼，选取阳明经穴，两者配合，相得益彰。

◗ 辅助按摩保健法

按摩部位：面部。

按摩方法：

1. 用无名指和中指指腹，由脸部内侧向外做螺旋式的按摩，每一个地方都要按摩到，重复 10 次。再从鼻孔

迎香与口角旁，以相同手法向两侧鬓角区轻抹或分推，可以预防脸颊皱纹、笑纹或法令纹。

2. 瞳子髎、攒竹、睛明、承泣以中指按压各 3 秒，重复数次；用左右两手手指腹，由外部眼角瞳子髎穴往内移动、按压，直至眼角内侧的睛明穴；用左右两手手指指腹，由内而外轻轻按压眼睛下方区域。这样按摩可以预防鱼尾纹、眼周皱纹。

3. 利用无名指、中指及食指 3 个指头，从鼻根开始，向前发际方向抹去，逐渐抹至两侧额角，要有提拉的感觉，重复 10 次，可以预防抬头纹。

◗ 辅助饮食保健法

蜂蜜水

早上空腹喝一杯槐花蜂蜜或是枣花蜂蜜水，既可防止皱纹，又可排毒。

◗ 快速有效的小妙招

1. 每天咀嚼口香糖 5~20 分钟，可使面部皱纹减少，面色红润。这是因为咀嚼能运动面部肌肉，改变面部血液循环，增强面部细胞的代谢功能。

2. 将刚蒸好的大米饭揉成团，待不烫手后用其在皱纹处来回搓动，直到饭团颜色变黑，此法除皱效果不错。

纤腰
减少体内痰湿堆积

　　人们往往说瘦身从瘦腰开始。腰部曲线是身材曲线美的关键，腰身若恰到好处，会让人感觉身材婀娜；而腰部赘肉堆积，则会使人显得身材臃肿粗重，缺乏美感。减掉腰部赘肉，打造出窈窕的腰部曲线是增加体态美的重要步骤。

　　女性在腰部最容易囤积脂肪，这与自身体质和日常生活中的饮食、锻炼等习惯有关。除了养成良好的生活习惯外，经常刮痧，对于减少腰部脂肪堆积、减轻体重也有良好的效果。

◗ 刮痧疗法

　　刮拭穴位：天枢、足三里、大横、腰阳关、腰俞、脾俞、胃俞。

　　刮拭步骤：

1 患者取俯卧位，操作者站于患者一侧，在刮痧局部均匀涂抹刮痧介质，采用泻法，自上而下，刮拭脾俞、胃俞、腰俞、阳关穴，刮至局部皮肤出现紫红色痧痕为度。

2 取仰卧位，在刮拭部位均匀涂抹刮痧介质后，采用泻法，由上至下刮拭天枢、大横、足三里，刮至局部皮肤出现痧痕为度。

◗ 辅助按摩保健法

　　按摩部位：腰部。

按摩方法：

　　被按摩者取俯卧位，按摩者用右手掌指推摩足太阳膀胱经的腰背部分，反复操作，以皮肤达到红热为宜。然后点按脾俞、肝俞、大肠俞、肾俞各1分钟。最后将手掌置于腰骶部，横擦腰骶部1分钟。

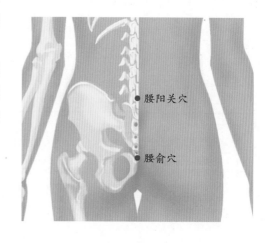

● 腰阳关穴

● 腰俞穴

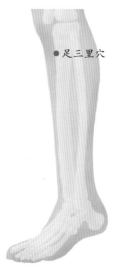

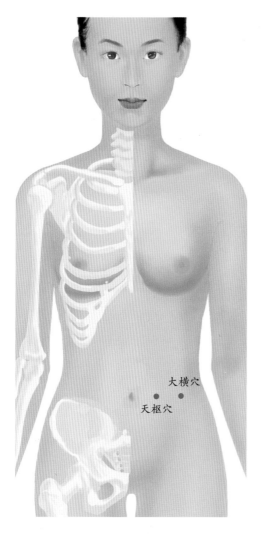

大横穴

天枢穴

取穴原理： 刮天枢和足三里具有调中和胃、理气健脾的作用，可增强脏腑功能，促进消化和排便。刮大横穴亦有助于调理肠胃；刮腰阳关、腰俞能够清热除湿，减少体内痰湿堆积；刮脾俞和胃俞的作用是健脾和胃，利湿升清。通过调理脾胃，既能促进消化和吸收能力，又能达到瘦身的目的。

▶ 辅助饮食保健法

冰爽苦瓜

苦瓜洗净去皮，切条；枸杞洗净后备用；在碗内放入冰糖、矿泉水，冰糖溶化后放入苦瓜条、枸杞，放入冰箱冰镇；将冰好的苦瓜装盘，食用时佐以蜂蜜、橙汁。经常食用具有辅助瘦腰的作用。

● 快速有效的小妙招

平躺在地板上，双脚搁置于椅子上，大腿与地面成直角。右手置于脑后，左手向旁伸直。然后逐渐抬升上半身，与地板成30°角，同时上半身前倾时右手肘要扭向左膝，然后换对侧做同样的动作。这个动作每组15次，每天坚持做3组，两周内就可以看到效果。

祛痤疮
让肌肤重现光滑

痤疮是一种发育期常见的毛囊与皮脂腺的慢性炎症。痤疮以脓疱、丘疹、黑头粉刺、瘢痕等多形皮损为特点。

中医认为，引起痤疮的原因：一是素体阳盛致肺热血热所致；二是平时过食辛辣肥甘，致湿热内生而发；三是脾虚不运，聚湿成痰，湿郁化热，湿热阻滞经络，留滞肌肤所致。我们通过刮痧可以改变湿热阻滞的状况，让肌肤重现光滑。

刮痧疗法

刮拭部位：背部。

刮拭步骤：

用刮痧板，在背部涂抹刮痧油后，由颈部沿脊柱两侧从上向下刮，用力适中，以被刮者能接受为宜，如能刮出红痧最好。一般隔 3 ～ 4 天刮 1 次，每次刮 10 分钟左右。

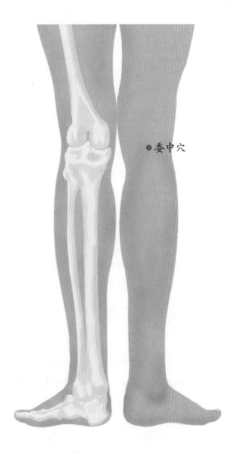

●委中穴

刮痧原理

背部刮痧可以把体内的毒素从背部通过"痧"排出体外，有助于改善体内循环和湿热体质，活化细胞。

▷ 辨证加减刮痧疗法

肺经风热型

主要症状：红色丘疹多分布于鼻周，同时可有脓疱，苔薄黄，脉数。

刮拭穴位：合谷、曲池、尺泽、大椎、肺俞、委中。

刮拭步骤：先刮颈部大椎，然后刮背部肺俞，再刮前臂尺泽、曲池、合谷，最后放痧委中。

刮拭方法：泻法。

取穴原理：肺经与大肠经为表里经，颜面乃阳明经之分野，故取百合、曲池疏风清热解表，以除肌肤之郁热；胸为肺经所布，故取尺泽配肺俞，以泻肺经郁热；背为足太阳经、督脉之所过，故取大椎、委中透达督脉、太阳经郁热。

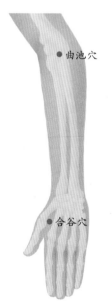

湿热蕴结型

主要症状：痤疮以口周型丘疹为主，面部油腻不适，皮疹有脓疱、结节、囊肿等，伴有便秘，苔黄腻，脉濡数。

刮拭穴位：合谷、曲池、足三里、三阴交、血海、内庭、支沟。

刮拭步骤：先刮前臂曲池、支沟、手部合谷，再刮下肢内侧血海至三阴交，最后重刮足部内庭。

刮拭方法：补泻兼施。

取穴原理：肺经与大肠经相表里，合谷配曲池能疏泄肌肤之郁热，清利湿热；合治内腑，荥主身热，取胃之下合穴足三里，荥穴内庭，通腑泻热；刮三阴交、血海清热凉血，运脾化湿；支沟为治便秘效穴。

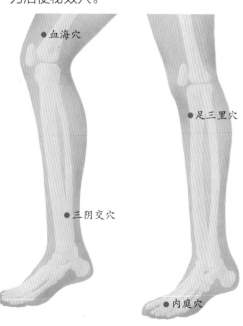

痰湿凝结型

主要症状： 除丘疹外，面部以结节囊肿为主，可伴有黑头粉刺、丘疹、脓疱、瘢痕等多形损害，舌黯红或紫黯，脉弦滑。皮肤出油较多，治愈后常留瘢痕。

刮拭穴位： 脾俞、丰隆、合谷、足三里、三阴交。

刮拭步骤：

先刮背部脾俞，再刮手部合谷，然后刮下肢内侧三阴交，最后刮下肢外侧足三里至丰隆。

刮拭方法： 补泻兼施。

取穴原理： 脾俞、足三里用平补平泻，以健脾和胃，利湿化痰；丰隆、合谷用泻法，以行气化痰散结；三阴交用泻法，既可清利湿热又能活血化瘀散结。

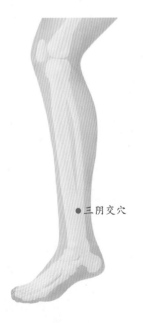

● 三阴交穴

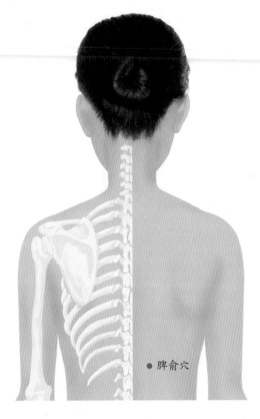

● 脾俞穴

◗ 辅助按摩保健法

按摩部位： 脸部、上肢部。

按摩方法：

1. 因消化系统功能变弱而生的痤疮，可以按摩曲池穴和中府穴。按压时需屈肘，将另一只手的拇指放在曲池穴上，其余手指包住肘部。以略感疼痛的力度边按压边揉摩。两只胳膊各做30次，每次1秒钟。按摩中府穴时，左手拇指置于右侧中府穴，边揉边按压，左右各做2次，每次4秒钟。

2. 在眼睛和嘴的周围出现痘痘或者脸

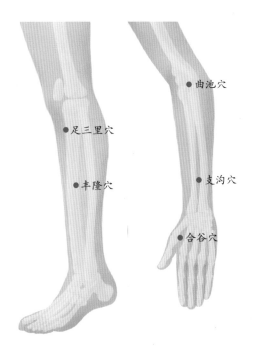

● 曲池穴

● 足三里穴

● 丰隆穴

● 支沟穴

● 合谷穴

色不好时，刺激地仓穴会很有效果。将双手拇指放在地仓穴上，其余手指自然弯曲撑住下巴。用拇指指尖按压3秒钟，休息3秒钟，重复5次。

3. 如果痤疮已经持续一个星期以上还不见好转，则应按压养老穴。将拇指放在养老穴上，其余手指握住手腕下方。以略感疼痛的力度按压3秒钟，然后休息3秒钟，两只手交替重复10次。早晚各做1组会更有效果。

◗ 辅助饮食保健法

1.嫩肤甜莓汁

取奇异果与苹果各适量去皮切块，草莓8枚洗净去蒂备用。将此3种水果与250毫升的开水，放入果汁机中

打匀，最后加点蜂蜜调味即可。这杯好喝的果汁能治疗便秘，清除体内废物与毒素，调整肤质，让肌肤水嫩光滑。

2.芹菜雪梨汁

芹菜适量，西红柿1个，雪梨1个，柠檬半个。洗净后一同放入果汁机中搅拌成汁，每日饮用1次。

芹菜中含有的丰富纤维素，可以过滤体内的废物，刺激身体排毒，有效改善由于身体毒素累积所造成的体表皮损；西红柿性凉味甘酸，可清热生津，其含有的尼克酸成分可以保护皮肤；雪梨可以养阴清热、降火生津；柠檬含有烟酸和丰富的有机酸，可杀菌，消除色素沉着，以上四味搅汁同服，对肺热、脾胃湿热导致的痤疮效果明显。

● 快速有效的小妙招

1. 用绿豆粉加水洗脸，可保持脸部细润且不易长痘痘。如果脸上已经长了痘痘，洗脸时就要注意不可用力搓揉；也可将绿豆粉糊调得浓稠一点来敷脸，约20分钟后，脸上的绿豆粉收干，洗净即可。

2. 可以用小毛巾包着冰块，直接敷于患部或是用有消炎效果的化妆水敷在上面几分钟，可舒缓痤疮的炎症。

润肤养颜
使皮肤嫩滑细致

　　虽然当今时代美妆的技术各种各样，但是打造美丽的脸庞单靠化妆可不行。一张气色红润、细嫩光滑的脸才是货真价实的，经得起各种考验。中医认为，刮痧可以达到非常好的美容效果，因为它可以通过内在的调养来改变肤色和气质。

简易穴位刮痧疗法

　　刮拭主穴：百会、大椎、命门、腰阳关、瞳子髎、阳白、承泣、足三里、丝竹空、血海、中脘、曲池、合谷。

　　辨证选穴：如果出现血瘀的症状加血海、三阴交，用泻法；气血亏虚加脾俞、胃俞，用补法。

　　刮拭步骤：

1 被刮痧者采取坐式或平卧式，两目闭合，刮拭者立于被刮痧者头侧或头后，热毛巾擦洗患者被刮部位的皮肤，然后在要刮拭的部位和经穴上涂上刮痧乳，先从其眼目、鼻旁、口角、两耳等处分刮，然后合刮于脸面部。主穴用泻法，配穴用补法。

2 分部刮拭：①眼目：受者闭眼，刮拭者用刮板边角对着两眼上睑，从内眼角向外眼角轻轻刮摩10～20次。②鼻旁：刮拭者用手拇指按住鼻孔侧面，左右轮换，用刮板边角刮摩两旁迎香穴处，左右分别10～20次。③口角：术者以刮痧板边角沿着口角四周，分别轻轻刮摩，其上下左右分别刮摩10～20次。④两耳：刮拭者以刮板边、角刮两耳珠之前方耳门上，从上到下刮摩，左右两耳分别刮摩10～20次。⑤脸面：用刮板平刮，由眼目朝

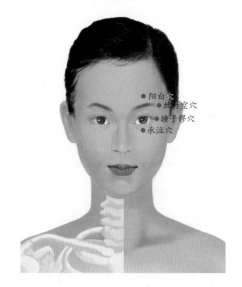

阳白穴
丝竹空穴
瞳子髎穴
承泣穴

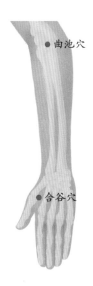

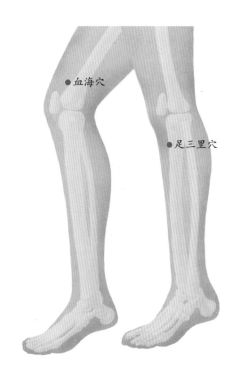

下，或是由鼻、口角向外耳处刮，反复操作 10 ～ 20 次完毕。

取穴原理：刮拭面部穴位，可以促进面部的血液与淋巴循环，美化肌肤，缓解眼袋浮肿。刮拭曲池、合谷等穴可以改善女性气血不顺，自然改善皮肤粗糙，消除痤疮；有血瘀症状的人加血海，可以调经统血；刮三阴交能够调整消化、泌尿生殖系统，滋阴活血，使皮肤嫩滑细致，气色得到改善。气血亏虚者加脾俞、胃俞的原因，是要通过对消化系统功能的调节来改善肌肤的质量。

● 快速有效的小妙招

张口发声 "a" "y" "w"，或鼓起双颊，然后吹气，再尽可能地将嘴张开，每天重复做几次，能促进面部肌肤的新陈代谢。

◗ 辅助按摩保健法

按摩部位：面部。

按摩方法：借由两掌摩擦生热，以温热的手掌自上而下热敷摩擦面部 20 次，每天数次。

◗ 辅助饮食保健法

芒果鲜橙汁

把半个芒果、半个鲜橙、1 个苹果洗净，去皮，果肉切成小块；切好的水果与 250 毫升的开水放入果汁机中，打完后加入适量的蜂蜜，即可饮用。这杯果汁中的 3 种水果都含有丰富的维生素 C 和膳食纤维，能促进代谢，净化肠道，使肌肤自然呈现红润的好气色。

痛经
健脾利湿，补气养血

痛经就是在月经期间或月经期前后，出现周期性小腹疼痛，或痛至腰骶部位，甚至面色苍白、恶心呕吐、剧痛晕厥。痛经分为原发性痛经和继发性痛经，前者又称功能性痛经，是指生殖器官无明显器质性病变者，多见于未婚或未育妇女；后者多继发于生殖器官某些器质性病变，如盆腔子宫内膜异位症、慢性盆腔炎等。

病因分析

1 气血不足，胞宫失于濡养，"不荣则痛"，故使痛经发作。

2 情绪不佳，气滞血瘀，致使胞宫的气血运行不畅，"不通则痛"。

3 感受寒邪，或过食寒凉生冷，致使寒凝血瘀，"不通则痛"。

4 素有湿热内蕴，或感受湿热之邪，致气血凝滞不畅，"不通则痛"。

主要症状

经期或经行前后，周期性小腹疼痛或伴有腹部和乳房胀痛，或痛至腰骶部位，甚至面色苍白、恶心呕吐、剧痛晕厥。

简易部位刮痧疗法

刮拭部位： 督脉、任脉、足太阳膀胱经、足太阴脾经。

刮拭步骤：

1 刮督脉，由至阳穴处沿脊柱向下经命门、腰阳关等穴，刮至十七椎。

2 刮任脉，由中脘穴处沿前正中线向下经气海、关元等穴刮至曲骨穴。

3 刮足太阳膀胱经，由膈俞穴处沿脊柱两侧经肝俞、脾俞、肾俞等穴，刮至次髎穴。

4 刮足太阴脾经，由血海穴处沿下肢内侧向下经阴陵泉、地机刮至三阴交穴。

原理分析

任督二脉共调全身气血阴阳，足太阳膀胱经上的脏腑背腧穴，可补益肝肾，舒肝健脾，足太阴脾经上的腧穴可健脾利湿，补气养血。因此，刮此四条经络可以平衡气血阴阳，使"通则不痛，荣则不痛"。

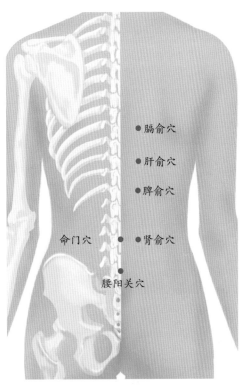

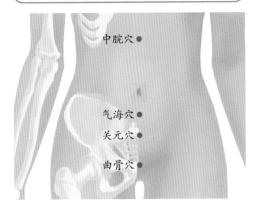

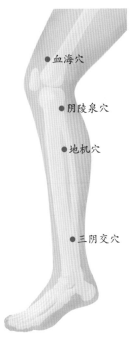

辨证加减刮痧疗法

肾气亏虚型

主要症状：小腹隐隐作痛，月经量少，腰膝酸痛。

刮拭穴位：命门、肾俞、气海、关元、太溪。

刮拭步骤：先刮背部命门、肾俞，再刮腹部气海、关元，最后刮足内踝部太溪。

刮拭方法：补法。

取穴原理：刮命门、肾俞、关元可益肾固精、补益元气，刮气海可补益一身之气，刮太溪补肾滋阴。

气血虚弱型

主要症状：小腹隐痛喜按，月经量少，色淡质稀，神疲乏力。

刮拭穴位：脾俞、胃俞、气海、关元、足三里、三阴交。

刮拭步骤：先刮背部脾俞、胃俞，再刮腹部气海、关元，最后刮下肢足三里、三阴交。

刮拭方法：补法。

取穴原理：刮脾俞、胃俞、足三里、三阴交可健脾养胃，化生气血，刮气海、关元可补气强身。

湿热蕴结型

主要症状：小腹灼痛，经量多或经期长，经色紫红，质稠，平素带下量多，黄稠臭秽。

刮拭穴位：次髎、十七椎、水分、阴陵泉、地机、三阴交。

刮拭步骤：先刮骶部次髎，再刮腹部水分，最后刮下肢阴陵泉、地机、三阴交。

刮拭方法：泻法。

取穴原理：次髎为治疗妇科疾病要穴，十七椎是治疗痛经经验穴，刮水分可利水化湿，刮阴陵泉、三阴交均可清热利湿，刮地机可调血止痛。

气滞血瘀型

主要症状：小腹胀痛拒按，胸胁、乳房胀痛，经色紫黯有块。

刮拭穴位：肝俞、膈俞、次髎、血海、三阴交、太冲。

刮拭步骤：先刮腰背部肝俞、膈俞、次髎，再刮下肢血海、三阴交，最后刮足部太冲。

刮拭方法：泻法。

取穴原理：刮肝俞、膈俞可行气活血，次髎为治疗妇科疾病要穴，血海可活血化瘀，三阴交可健脾益肾调经带，太冲可行气活血，六穴合用可行气化瘀，通则不痛。

寒凝血瘀型

主要症状：小腹冷痛拒按，得热痛减，色黯有块，畏寒肢冷。

刮拭穴位：命门、肾俞、腰阳关、关元、血海、三阴交。

刮拭步骤：先刮腰背部命门、肾俞、腰阳关，再刮腹部关元，最后刮下肢血海、三阴交。

刮拭方法：泻法。

取穴原理：刮命门、肾俞、腰阳关可温补肾阳，刮关元可补益肾气，刮血海可活血化瘀，刮三阴交可健脾益肾调经。

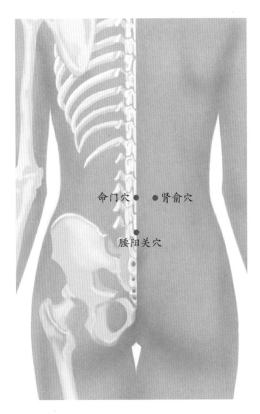

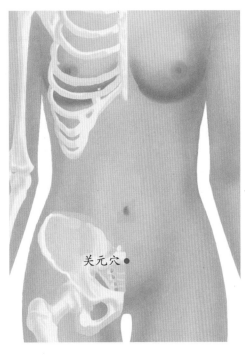

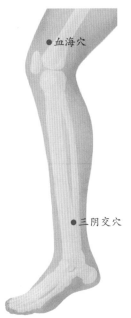

◉ 辅助饮食保健法

生姜红糖大枣汤

将生姜 3 片、大枣 5 枚及适量红糖入锅加水熬煮服用。此汤可补血活血，驱寒暖胃，有效缓解痛经。但是，此方不适宜于湿热蕴结型痛经患者。

● 快速有效的小妙招

1. 按压下肢三阴交穴，以穴区痛点为着力点，反复按压。
2. 热水袋温敷任脉气海、关元、八髎穴。或用双手互搓，手掌搓热后敷于上述穴位。

月经不调
培元固本，补肾益气

月经不调是以月经周期异常为主症的月经病，包括月经先期，月经后期和月经先后无定期，月经经量过多、过少，月经淋漓不净，以及月经色质的改变。

◗ 病因分析

1 月经先期，因于气虚不固或热扰冲任，致冲任不固，经血失于制约，月经提前而至。

2 月经后期，精血不足或邪气阻滞，血海不能按时满溢，遂致月经后期。

3 月经先后无定期，肾虚、脾虚、肝郁导致冲任气血不调，血海蓄溢失常，遂致月经先后无定期。

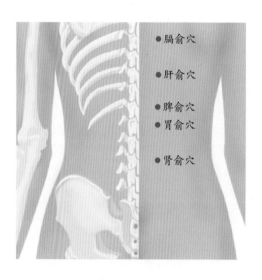

- ●膈俞穴
- ●肝俞穴
- ●脾俞穴
- ●胃俞穴
- ●肾俞穴

◗ 主要症状

月经周期异常改变，伴有经量、经色、经质的异常。

◗ 简易部位刮痧疗法

刮拭部位： 腰背部、腹部、下肢外侧、下肢内侧、足背。

刮拭步骤：

1 先刮腰背部膀胱经，从膈俞经肝俞、脾俞、胃俞刮至肾俞穴处，以出痧为度。

2 刮腹部任脉气海、关元，刮至皮肤潮红。

3 刮下肢外侧足三里，下肢内侧血海、三阴交，以潮红为度。

4 刮足背部太冲穴，刮至出痧为止。

原理分析： 刮膈俞、肝俞、太冲可舒肝理气，活血化瘀；脾胃为气血生化之源，脾俞、胃俞、足三里、血海、

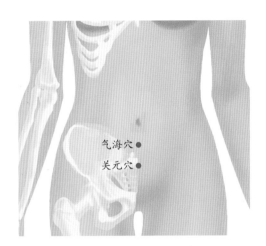

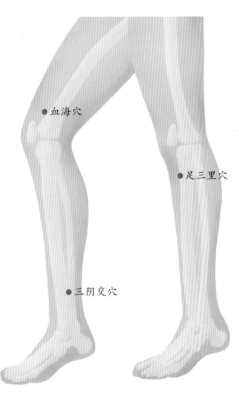

三阴交共奏健脾胃、助运化、化生气血之功；刮肾俞、关元可培元固本，补肾益气；刮气海通调一身元气，调补冲任。

▶ 辨证加减刮痧疗法

月经先期

气虚

主要症状： 经期提前，色淡质稀，神疲肢倦，气短懒言；或腰酸腿软，头晕耳鸣。

刮拭穴位： 脾俞、胃俞、气海、关元、足三里、三阴交。

刮拭步骤： 先刮背部脾俞、胃俞，再刮腹部气海、关元，最后刮下肢足三里、三阴交。

刮拭方法： 补法。

取穴原理： 刮脾俞、胃俞、足三里、三阴交可健脾胃，益气血；刮气海、关元可益气调冲任。

血热

主要症状： 经期提前，量多，色紫红，质稠，渴喜冷饮，大便燥结，面赤口干；或量少，色红质稠，手足心热，腰膝酸软。

刮拭穴位： 大椎、膈俞、关元、血海、三阴交、行间。

刮拭步骤： 先刮背部大椎、膈俞，再刮腹部关元，最后刮下肢血海、三阴交、行间。

刮拭方法： 泻法。

取穴原理： 关元是调理冲任的要穴，刮膈俞、血海、三阴交理血调经，刮大椎、行间清泻血热。

月经后期

肾虚

主要症状： 经期错后，量少，色淡质稀，腰酸腿软，头晕耳鸣，带下清稀。

刮拭穴位： 肝俞、肾俞、关元、血海、三阴交。

刮拭步骤： 先刮背部肝俞、肾俞，再刮腹部关元，最后刮下肢血海、三阴交。

刮拭方法： 补法。

取穴原理： 刮肝俞、肾俞补益肝肾，刮关元调理冲任，刮血海、三阴交理血调经。

血寒

主要症状： 经期错后，量少，或小腹隐痛，喜热喜按，小便清长，或经色紫黯有块，小腹冷痛拒按，得热痛减，畏寒肢冷。

刮拭穴位： 肾俞、命门、关元、归来、血海。

刮拭步骤： 先刮背部肾俞、命门，再刮腹部关元、归来，最后刮下肢血海。

刮拭方法： 补法。

取穴原理： 刮肾俞、命门、关元补肾调经理冲任，刮归来、血海理血调经。

血虚

主要症状： 经期错后，量少，色淡质稀，头晕眼花，心悸失眠，皮肤不润，面色苍白。

刮拭穴位： 膈俞、脾俞、关元、血海、三阴交、足三里。

刮拭步骤： 先刮背部膈俞、脾俞，再刮腹部关元，最后刮下肢血海、三阴交、足三里。

刮拭方法： 补法。

取穴原理： 刮脾俞、足三里补益气血，刮关元调理冲任，刮膈俞、血海、三阴交理血调经。

气滞

主要症状： 经期错后，量少，经色黯红或有血块，小腹胀痛，精神抑郁，胸闷不舒。

刮拭穴位： 肝俞、膈俞、期门、关元、太冲。

刮拭步骤： 先刮背部肝俞、膈俞，再刮身前部期门、关元、归来，最后刮足部太冲。

刮拭方法： 泻法。

取穴原理： 刮肝俞、膈俞、期门、太冲行气活血，刮关元调冲任，益肾气。

月经先后无定期

肾虚

主要症状：经行无定期，量少，色淡，质稀，头晕耳鸣，腰酸腿软，小便频数。

刮拭穴位：肝俞、肾俞、关元、血海、三阴交。

刮拭步骤：先刮背部肝俞、肾俞，再刮腹部关元，最后刮下肢血海、三阴交。

刮拭方法：补法。

取穴原理：刮肝俞、肾俞补益肝肾，关元调理冲任，刮血海、三阴交理血调经。

脾虚

主要症状：经行无定期，量多，色淡质稀，神倦乏力，脘腹胀满，纳呆食少。

刮拭穴位：脾俞、胃俞、血海、足三里、三阴交。

刮拭步骤：先刮背部脾俞、胃俞，再刮下肢血海、足三里、三阴交。

刮拭方法：补法。

取穴原理：刮脾俞、胃俞、足三里、三阴交健脾胃、益气血，刮血海理血调经。

肝郁

主要症状：经行无定期，经量或多或少，色黯红，有血块，胸胁胀痛，嗳气食少。

刮拭穴位：肝俞、膈俞、期门、血海、太冲。

刮拭步骤：先刮背部肝俞、膈俞，再刮胁部期门，最后刮下肢血海、太冲。

刮拭方法：泻法。

取穴原理：刮肝俞、膈俞、期门、太冲行气活血，刮血海理血调经。

▶ 辅助饮食保健

枸杞子15克、大枣10枚、猪肝30克，水煎服，每日1～2次。

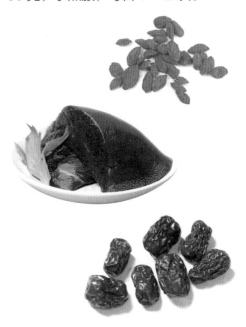

乳腺炎
扶正祛邪，促进乳腺恢复

乳腺炎是细菌侵入乳腺和乳腺管组织而引起的急性化脓性感染疾病，属于中医"乳痈"范畴。临床表现以乳房红肿为特征，初起乳房结块肿胀疼痛，排乳困难，恶寒头痛，全身不适，如不及时治疗则高热不退，局部跳痛，半个月左右形成脓肿，脓出后热退肿消。常发生于哺乳期妇女，尤以尚未满月的初产妇多见。

▶ 病因分析

1 情志内伤，肝气不舒，厥阴之气失于疏泄，乳汁发生壅滞而结块；郁久化热，热胜肉腐则成脓。

2 产后恣食肥甘厚味可致阳明积热，胃热壅盛，导致气血凝滞，乳络阻塞而发生痈肿。

3 乳汁瘀滞，乳头破损或凹陷，影响哺乳，造成余乳积存，致使乳络闭阻，乳汁瘀滞，日久败乳蓄积，化热而成痈肿。

▶ 主要症状

初期： 患侧乳房肿胀疼痛，触之有肿块，局部皮肤微红，乳汁瘀积，伴发热、口渴等症状。

成脓期： 乳房肿块逐渐增大，皮肤发红灼热，疼痛明显，伴高热、口渴、大便秘结等症状。

溃脓期： 脓肿形成，触之有波动感，自然破溃或切开排脓后，一般肿消痛减，寒热渐退，逐渐向愈。若脓流不畅，肿热、疼痛不减，可能形成袋脓，或脓液波及其他乳腺，形成"传囊乳痈"。伴全身乏力、面色少华、纳差等全身症状。

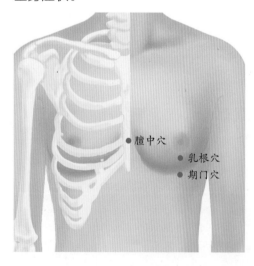

膻中穴
乳根穴
期门穴

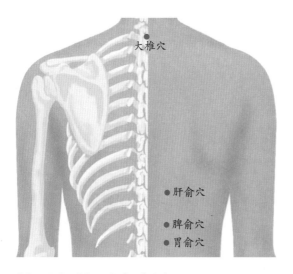

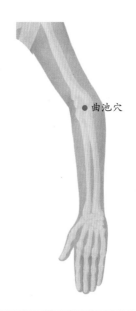

简易部位刮痧疗法

刮拭部位：背部、胸腹部、上肢部、下肢部。

刮拭步骤：

1 先刮背部大椎穴，再刮背部脊柱两侧，即膀胱经，从肝俞穴经脾俞刮至胃俞穴，至出痧为止。

2 刮胸部正中任脉膻中穴，然后从乳房根部的乳根穴，刮至期门穴，至潮红为止。

3 刮上肢部肩井、曲池，下肢外侧足三里及下肢内侧三阴交，以潮红为度。

辅助饮食保健法

蒲公英粥

取蒲公英 60 克，金银花 30 克，粳米 100 克。先煎蒲公英、金银花，去药渣取药汁，再把粳米倒入药汁中煎煮成粥。

● 原理分析

刮脾俞、胃俞、足三里、三阴交善健脾益胃，补益气血；膻中、乳根位于乳房局部，可宽胸理气，合肝俞、期门可舒肝理气、化滞消肿；刮大椎、曲池清泻阳明热毒，刮肩井清泻肝胆之火。诸穴共用可扶正祛邪，促进乳腺康复。

● 快速有效的小妙招

1. 马兰头适量，加入盐、醋各少许，捣烂后敷于患处，每日换 2 次。

2. 鲜葱，洗净捣烂后，加入少量冷开水取汁，用纱布吸取葱汁，包敷乳房，加热毛巾外敷，经常更换。

乳腺增生
疏通经气，消坚散结

乳腺增生是以乳房疼痛、肿块为主要特征的内分泌障碍性疾病。表现为乳房肿块，多见双侧，也可见于一侧，肿块大小不等，局限于乳房一部分或分布于整个乳房，经前乳房胀痛，乳头溢液等。乳腺增生是临床上最常见的乳房疾病，有一定的癌变危险。

▷ 病因分析

1 情志忧郁，肝气不舒，致肝气郁结，气机阻滞，思虑伤脾，脾失健运，痰浊内生，肝郁痰凝，气血瘀滞，阻于乳络而发。

2 冲任失调，在上部则见乳房痰浊凝结而发乳腺增生，在下部则见经水逆乱而发月经失调。

▷ 主要症状

以单侧或双侧乳房出现大小不等、形态不一、边界不清、推之可动的肿块为特征，伴胀痛或触痛。

▷ 简易部位刮痧疗法

刮拭部位：背部、胸部、肩部、下肢外侧、内踝部。

刮拭步骤：

1 先刮背部脊柱两侧膀胱经，从双侧膈俞穴处经肝俞、胆俞刮至胃俞穴处，以出痧为度。

2 再刮肩部胆经肩井，胸部两乳房间膻中穴，及胃经屋翳、膺窗、乳根各穴，以潮红为度。

3 刮下肢外侧胆经阳陵泉，胃经从足三里刮至丰隆穴，加刮足内踝处太溪穴，以潮红为度。

◉ 原理分析

背部肝俞、胆俞合胆经穴位肩井、阳陵泉可疏导肝胆郁结之气；脾俞、胃俞合胃经足三里、丰隆可健脾胃，助运化，资生化；膻中为气会之穴，可宽胸理气；乳房为胃经所过，刮屋翳、膺窗、乳根可疏通局部经气，消坚散结；刮太溪补肾滋阴。

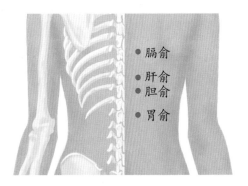

● 膈俞
● 肝俞
● 胆俞
● 胃俞

◗ 辨证加减刮痧疗法

肝郁痰凝

主要症状：乳房胀痛或刺痛，乳房肿块随喜怒消长；伴胸闷胁胀，善郁易怒，失眠多梦。

刮拭穴位：膻中、乳根、中脘、期门、丰隆、太冲。

刮拭步骤：先刮胸胁部膻中、乳根、中脘、期门，最后刮下肢丰隆、太冲。

刮拭方法：泻法。

取穴原理：刮膻中、乳根疏通局部经气，宽胸理气；刮期门、太冲舒肝理气，消瘀散结；刮中脘、丰隆除湿化痰、通络散结。

冲任失调

主要症状：乳房肿块或胀痛，经前加重，经后缓解；伴腰酸乏力，月经失调，甚或经闭。

刮拭穴位：肝俞、肾俞、膻中、乳根、关元、三阴交。

刮拭步骤：先刮背部肝俞、肾俞，再刮胸腹部膻中、乳根、关元，最后刮下肢三阴交。

刮拭方法：平补平泻。

取穴原理：刮膻中、乳根疏通局部经气，宽胸理气。刮肝俞、肾俞、关元、三阴交补益肝肾，调理冲任。

◗ 辅助饮食保健法

1.海带豆腐汤

取海带100克，豆腐1块。海带、豆腐一块煎煮，佐料调味，加食醋少许，煮沸后喝汤。

2.橘子核汤

取生侧柏叶30克，橘子核15克，野菊花15克。将上述药物一同放入砂锅中，煎汁饮用。

● **快速有效的小妙招**

1. 香附饼外敷，香附子120克，陈醋、酒各适量。香附子研末，陈醋、酒适量拌湿香附子末，将其捣烂后制成香附饼，蒸热后外敷患处。药饼干燥后，可加酒、醋复蒸，每饼可用5次。
2. 取金黄散适量，用凡士林少许调匀，外敷于乳腺增生处。可活血通络，消肿散结。

更年期综合征
调节阴阳，舒肝益肾

更年期综合征是指更年期妇女（年龄一般在 45 ~ 55 岁之间），因卵巢功能衰退，引起一系列内分泌失调和自主神经功能紊乱的症状。更年期综合征的发生率高达 83%，病程长短不一，短者 1 ~ 2 年，长者数年至 10 余年，需要系统治疗。

病因分析

1 素体阴虚血少，绝经前后，天癸将竭，肾气渐衰，精血衰少，复加忧思失眠，营阴暗损，或房事不节，精血耗伤，或情志不畅，致肝气郁结，郁久化火，耗伤肝肾阴血，或失血大病，阴血耗伤，肾阴更虚，脏腑失养，遂致更年期综合征。

2 素体虚弱，肾阳虚衰，绝经前后，肾气更虚，复加大惊卒恐，或房事不节，损伤肾气，命门火衰，脏腑失于温养，遂致更年期综合征发生。

主要症状

经行紊乱，面部潮红，烘热汗出，烦躁易怒，心悸失眠，头晕耳鸣，甚至情志异常。

简易部位刮痧疗法

刮拭部位：头背部、腹部、下肢内侧、足背。

刮拭步骤：

1 刮头背部督脉百会、大椎、命门至腰阳关；刮背部膀胱经心俞，经膈俞、肝俞至肾俞，以出痧为止。

2 从腹部中脘穴经气海刮至关元穴，以皮肤潮红为度。

3 刮下肢内侧，刮曲泉、三阴交至太溪穴处，以皮肤潮红为度。

4 刮足背太冲穴，以皮肤出痧为止。

原理分析

刮督脉、任脉穴位可平衡阴阳，恢复人体平衡机能；膀胱经腧穴皆为脏腑背腧穴，可调补各脏腑器官；刮下肢三阴经各穴可通调肝脾肾；刮太冲可舒肝理气。

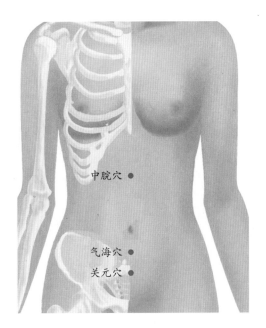

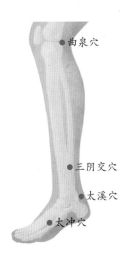

◗ 辨证加减刮痧疗法

肾阴虚型

主要症状： 月经周期紊乱，腰膝酸软，烘热汗出，五心烦热，失眠多梦，皮肤瘙痒。

刮拭穴位： 肾俞、关元、三阴交、太溪、涌泉。

刮拭步骤： 先刮背部肾俞，再刮腹部关元，最后刮下肢及足部三阴交、太溪、涌泉。

刮拭方法： 平补平泻。

取穴原理： 刮关元可补益元气，调和冲任；肾俞、太溪、涌泉三穴合用可补肾气、益肾阴、强壮腰膝；刮三阴交能健脾、舒肝、益肾。诸穴合用可补肾阴，调冲任。

肾阳虚型

主要症状： 月经不调，色淡质稀，带下量多，腰酸肢冷，身寒腹冷，小便频数或失禁。

刮拭穴位： 关元、气海、肾俞、命门、三阴交。

刮拭步骤： 先刮背部肾俞、命门，再刮腹部关元、气海，最后刮下肢三阴交。

刮拭方法： 补法。

取穴原理： 刮关元、气海补元气，调冲任；刮肾俞、命门温补肾阳；刮三阴交健脾、舒肝、益肾。

◗ 辅助饮食保健法

甘麦大枣粥

取小麦 50 克，大枣 10 克，甘草 15 克。先煎甘草，去渣，后入小麦及大枣，煮为粥。空腹食，每日 2 次，可益气宁心安神。

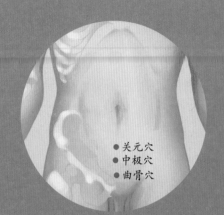

●关元穴
●中极穴
●曲骨穴

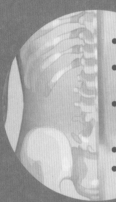

●肝俞穴

●脾俞穴

●肾俞穴

●关元俞穴
●膀胱俞穴

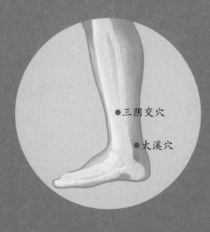

●三阴交穴

●太溪穴

第 8 章

男性刮痧，
消除难言之隐

有些疾病会使男人垂头丧气、痛苦不堪，而这些疾病，又是男人的难言之隐。基于此，不妨试试刮痧，可以自己独立操作，能够有效解决男人的难题，解除困扰。

前列腺炎
益肾助阳，清利湿热

前列腺炎是男性泌尿生殖系的常见疾病，临床有急性、慢性之分。急性前列腺炎以脓尿及尿路刺激症状为特征，慢性前列腺炎有会阴、后尿道、肛门局部疼痛及腰痛等不适感，伴有性欲减退或消失、遗精、阳痿、早泄、乏力、头晕等症状。

▶ 病因分析

1 外感湿热毒邪、内伤酒食，酿生湿热，留于精室，下注膀胱。

2 劳累过度，房事不节，或年老久病，体弱，致脾肾亏虚。脾虚而中气不足，气虚下陷，精微下渗；肾虚而下元不固，失于固摄。

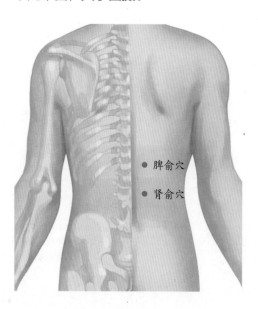

● 脾俞穴

● 肾俞穴

▶ 主要症状

尿道口滴白，尿频、轻度尿急、排尿时尿痛或尿道烧灼感，后尿道、会阴部和肛门部钝痛、重坠和饱胀感，下蹲或大便时为甚。伴腰痛、性欲减退或消失、遗精、阳痿、不育等。

▶ 简易部位刮痧疗法

刮拭部位：腰背部、骶部、腹部、下肢内侧。

刮拭步骤：

1 刮腰背部脊柱两侧膀胱经上的脾俞、肾俞，再刮骶部八髎穴处，以出痧为止。

2 刮腹部任脉，从关元穴经中极刮至曲骨处，以皮肤潮红为度。

3 刮下肢内侧脾经上的阴陵泉、三阴交，肾经上的太溪穴，以皮肤潮红为度。

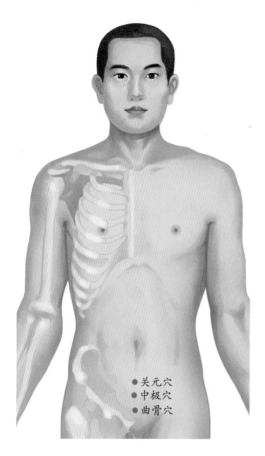

●关元穴
●中极穴
●曲骨穴

▷ 辨证加减刮痧疗法

湿热下注

主要症状： 除上述主要症状外，小便或夹凝块，或带血色，或夹有血丝，或尿道有热涩感。

刮拭穴位： 秩边、次髎、中极、曲骨、阴陵泉、三阴交。

刮拭步骤： 先刮腰骶部秩边、次髎，再刮腹部中极、曲骨，最后刮下肢阴陵泉、三阴交。

刮拭方法： 泻法。

取穴原理： 刮秩边通利膀胱气机，泌清别浊；刮次髎、中极、曲骨、阴陵泉、三阴交，诸穴合用可清利下焦湿热。

肾气虚

主要症状： 迁延日久，腰酸膝软，头晕耳鸣。阴虚者，见烦热口干；阳虚者，可见形寒肢冷。

刮拭穴位： 肾俞、命门、气海、关元、中极、三阴交。

刮拭步骤： 先刮腰背部肾俞、命门，再刮腹部气海、关元、中极，最后刮下肢三阴交。

刮拭方法： 补法。

取穴原理： 刮肾俞、命门补肾固摄；刮气海、关元补益元气；刮中极通调下焦之气；刮三阴交健脾益肾。

▷ 辅助饮食保健法

取冬瓜瓤挤绞取汁，每次服1茶杯，每天2~3次，有利小便、解渴、除烦的功效。

> **◉ 原理分析**
>
> 刮脾俞、肾俞健脾益肾，运化水湿；刮八髎、中极、曲骨紧邻前列腺，刮之可清下焦湿热，调畅膀胱气机；刮关元、太溪补肾益气；刮阴陵泉、三阴交健脾利湿。

前列腺增生
补益肾气，助膀胱气化

前列腺增生又称前列腺肥大，为中老年男性的常见病。40 岁以上男子病理上均有不同程度的前列腺增生，50 岁以后才逐渐出现症状，发病率随年龄而逐渐增加。临床表现：早期有尿频、尿急，排尿困难，开始时间延迟，以后出现排尿迟缓，射程不远，尿线变细无力，或尿流中断，淋漓不尽感。晚期可有尿失禁，血尿，急性尿潴留。

▶ 病因分析

1 过度劳累，饮食不节，或久病体弱，中焦脾胃之气不足，升清降浊失职，小便不利。

2 过食辛辣肥腻，酿湿生热，下注膀胱，或下阴不洁，湿热侵袭，膀胱湿热阻滞，气化不利。

3 年老体弱或久病体虚，肾阳不足；或耗损津液，致肾阴亏虚，水府枯竭，而发此病。

▶ 主要症状

排尿困难，尿线短，排尿少，尿意增加，严重时出现尿失禁、尿潴留等。

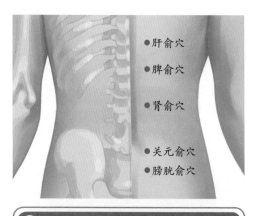

●肝俞穴
●脾俞穴
●肾俞穴
●关元俞穴
●膀胱俞穴

◉ 原理分析

刮肝俞、脾俞、肾俞可舒肝健脾益肾；膀胱俞、关元俞、次髎、气海、关元、中极、曲骨位邻膀胱、前列腺，可通调膀胱之气，清下焦湿热；刮阴陵泉、三阴交健脾利湿；刮关元、太溪又可补益肾气，助膀胱气化。

◖ 简易部位刮痧疗法

刮拭部位：腰背部、腹部、下肢内侧。

刮拭步骤：

1 刮背部膀胱经，从肝俞经脾俞、肾俞、关元俞、膀胱俞刮至次髎穴处，以出痧为止。

2 刮腹部任脉，从气海穴经关元、中极刮至曲骨穴处，以皮肤潮红为度。

3 刮下肢内侧脾经阴陵泉及三阴交穴、肾经太溪穴。

◖ 辨证加减刮痧疗法

湿热下注

主要症状：尿量极少而短赤灼热，或小便点滴不通，腹胀口苦，渴不欲饮，大便不畅。

刮拭穴位：膀胱俞、关元、中极、阴陵泉、三阴交、行间。

刮拭步骤：先刮背部膀胱俞，再刮腹部关元、中极，最后刮下肢阴陵泉、三阴交、行间。

刮拭方法：泻法。

取穴原理：刮膀胱俞、中极、关元通调膀胱气化功能，刮阴陵泉、三阴交、行间清利湿热。

肾阳衰微

主要症状：小便无力或点滴不爽，面色㿠白，神气袪弱，身寒肢冷，腰膝酸软无力。

刮拭穴位：命门、肾俞、膀胱俞、关元、中极、三阴交。

刮拭步骤：先刮背部命门、肾俞、膀胱俞，再刮腹部关元、中极，最后刮下肢三阴交。

刮拭方法：补法。

取穴原理：刮命门、肾俞、关元温肾阳，刮膀胱俞、中极通调膀胱之气，刮三阴交健脾、补肝、益肾。

◖ 辅助饮食保健法

1.红枣花生粥

取红小豆、花生米、红枣各适量，洗净后，用清水浸泡 2 小时，一起直接下锅，煮烂成粥。

2.参芪冬瓜汤

党参 15 克，黄芪 20 克，冬瓜 50 克，味精、香油、盐各适量。将党参、黄芪置于砂锅内加水煎 15 分钟去渣留汁，趁热加入冬瓜煮至熟，再加调料即成。

● 快速有效的小妙招

独头蒜 1 个，栀子 3 个，盐少许，捣烂，敷贴脐部，可通小便。

阳痿
补益元气，强壮腰膝

阳痿是指男子未到性功能衰退年龄，在有性欲的状态下，阴茎不能勃起进行正常性交，或阴茎虽能勃起，但不能维持足够的时间和硬度，影响正常性生活的病症。

病因分析

1 房劳太过，或手淫，或早婚，以致精气亏虚，命门火衰，发为阳痿。

2 忧愁思虑，饮食不调，损伤心脾，致气血亏虚，宗筋失养，而成阳痿。

3 大惊卒恐，惊则气乱，恐则伤肾、气下，渐至阳道不振，举而不坚，导致阳痿。

4 情志不遂，忧思郁怒，肝失疏泄条达，不能疏通血气而畅达前阴，则宗筋所聚无能，而成阳痿。

5 过食肥甘厚腻，生湿蕴热，湿热下注，则宗筋弛缓，阳事不兴，导致阳痿。

主要症状

阴茎不能勃起，或举而不坚，或坚而不能持久。

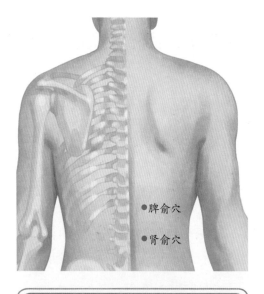

●脾俞穴

●肾俞穴

原理分析

刮脾俞、肾俞健脾益肾，可补益先后天之气，强壮腰膝；刮气海、关元补益元气，合中极通调下焦之气；刮足三里、三阴交补中益气，健脾利湿；刮太溪补肾气，滋肾阴。

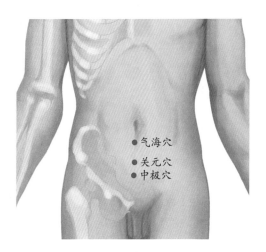

● 气海穴
● 关元穴
● 中极穴

◗ 简易部位刮痧疗法

刮拭部位：腰背部、腹部、下肢外侧、下肢内侧。

刮拭步骤：

1 刮腰背部膀胱经从脾俞刮至肾俞，以皮肤潮红为度。

2 刮腹部任脉，从气海穴经关元刮至中极穴，以皮肤潮红为度。

3 刮下肢外侧胃经足三里，下肢内侧脾经三阴交及肾经太溪穴处，以皮肤潮红为度。

◗ 辅助饮食保健法

枸杞羊肉汤

取羊肉 250 克，枸杞 25 克，葱白 15 克，生姜 3 片，食醋适量。羊肉去脂膜洗净切片，再与其他 4 味一起煮汤服用。可补肾气、益精髓，用于治疗肾阳虚证阳痿。

● 快速有效的小妙招

1. 艾灸关元、气海、命门、肾俞，每穴 15 分钟，每天 1 次，10 天为 1 个疗程。

2. 按摩保健法

① 腹股沟按摩法。用双手食指、中指、无名指指腹自上而下按摩两侧腹股沟，用力宜轻柔、舒适，左右各 50 次。

② 阴茎和睾丸牵拉法。将阴茎及阴囊一同握于手掌心，轻轻向下牵拉 200 次，其拉力以阴茎及睾丸有轻微的酸胀感或小腹两侧有轻度牵拉感为宜。

③ 睾丸搓揉法。以双手的食指、中指托住同侧睾丸的下面，再用拇指按压其上，轻轻揉搓两侧睾丸，用力以睾丸不痛或有轻微酸胀感为宜，左右各 200 次。

④ 精索捻动法。以双手拇指、食指捻动同侧阴囊上方之精索，用力以出现轻微酸胀感为度，左右各 50 次。

⑤ 涌泉穴按摩法。每晚热水泡脚后，以左手按摩右足心涌泉穴 100 次，右手按摩左足心涌泉穴 100 次。

早泄
增强固摄能力

　　早泄是指阴茎插入阴道不到1分钟，甚至刚触及阴道口便射精，不能进行正常性生活的病症。并伴有头晕耳鸣，腰膝酸软，精神萎靡，失眠多梦，或口苦胁痛，烦闷纳呆等症状。

▶ 病因分析

1 房事不节或手淫过度，致肾气亏虚，失于固摄发为早泄。

2 夫妻性关系不谐，忧愁思虑，饮食不调，损伤心脾，致气血亏虚，固摄无权而发早泄。

3 下焦炽热，耗损津液，致肾阴亏虚，相火妄动，肾失封藏而导致早泄。

4 感受湿热之邪，或偏嗜肥甘厚腻，酿生湿热，或脾胃失健，湿邪内生，郁而化热，湿热下注精室，扰动精关，致精液闭藏无权而发早泄。

5 情志不遂，或受到精神刺激，使肝气郁结，疏泄失职，而发早泄。

▶ 主要症状

　　准备性交时，男女双方刚接触或尚未接触，男方即射精；或性交中阴茎插入阴道抽动数次即出现射精现象，以致不能进行正常性生活。

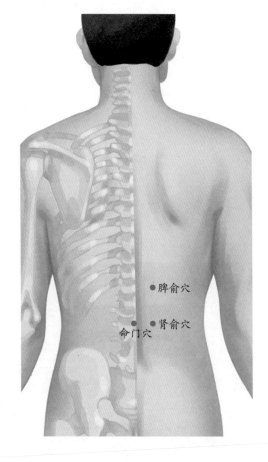

● 脾俞穴

● 肾俞穴

命门穴

◗ 简易部位刮痧疗法

刮拭部位： 腰背部、腹部、下肢外侧、下肢内侧。

刮拭步骤：

1 刮腰背部膀胱经从脾俞刮至肾俞，再刮督脉命门，以皮肤出痧为度。

2 刮腹部任脉，从气海穴经关元刮至中极穴，以皮肤潮红为度（见第195 页图）。

3 刮下肢外侧胃经足三里，下肢内侧脾经三阴交及肾经太溪穴处，以皮肤潮红为度。

● 原理分析

刮脾俞、肾俞健脾益肾，可补益先后天之气，合命门、太溪补肾固精；刮气海、关元补益元气，增强固摄能力，合中极通调下焦之气；刮足三里、三阴交补气固摄，健脾利湿。

◖ 快速有效的小妙招

将五倍子 20 克用文火煎熬半小时，取药汁，再加入适量温开水于药汁中，趁热熏蒸阴茎龟头，等水温降到 40℃左右的时候，将阴茎龟头浸泡在药液中 5~10 分钟，每晚熏洗 1 次。

◗ 辅助按摩保健法

穴位： 肝俞、肾俞、关元、气海、中极、足三里、三阴交、涌泉。

方法： 肝俞、肾俞可用按揉法、擦法，至皮肤微微发热为度。关元、气海、中极可用摩、点、按、振颤等手法。足三里、三阴交采取点按、点揉等手法。每次 30 分钟，每周 5 次。涌泉穴应在每晚热水泡脚后，以左右手拇指分别按摩对侧涌泉穴 100 次。

◗ 辅助饮食保健法

1.菟丝子粥

取菟丝子 60 克，粳米 100 克。先将菟丝子洗净捣碎，加水煎取汁，再入粳米煮粥食用，可补肾摄精。

2.米酒公鸡汤

取公鸡 1 只，糯米酒 500 克。公鸡肉切碎，放入热锅中炒熟，加盐后盛入碗内，倒入糯米酒 500 克，隔水蒸熟。

3.黄芪枸杞炖乳鸽

黄芪、枸杞子各 30 克，乳鸽 1 只。先将乳鸽宰杀后去毛及内脏，洗净，与黄芪、枸杞子同放炖盅内，加水适量隔水炖熟食用。一般 3 天炖 1 次，3~5 次为 1 个疗程。能益气健脾，养阴补肾，适于脾肾两虚型早泄。